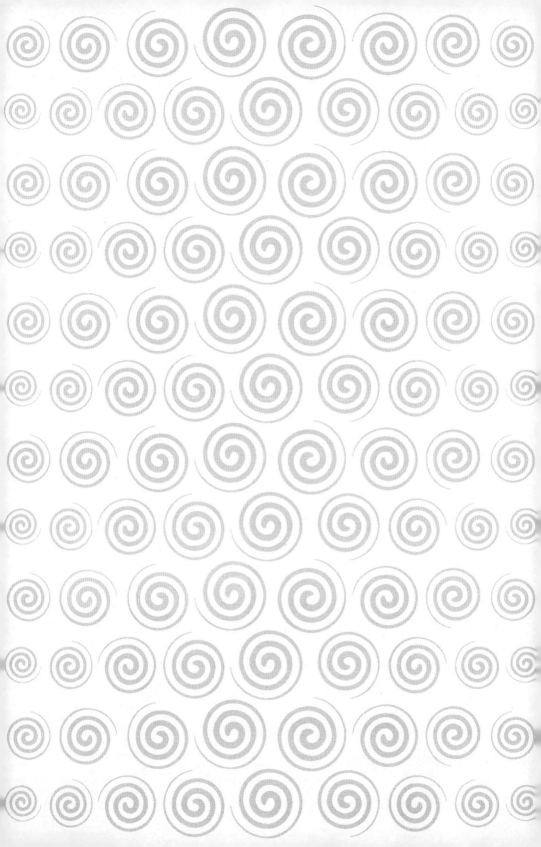

MARCO BOBBIO

MEDICINA DEMAIS!

O uso excessivo pode ser nocivo à saúde

©2020 Editora Manole Ltda. por meio de contrato de coedição com o Instituto Norberto Bobbio.
© Logotipo: Instituto Norberto Bobbio

TRADUÇÃO: Mônica Gonçalves
REVISÃO DA TRADUÇÃO: Rosie Mehoudar

EDITORA GESTORA: Sônia Midori Fujiyoshi
COORDENAÇÃO E PRODUÇÃO EDITORIAL: Visão Editorial
PROJETO GRÁFICO E DIAGRAMAÇÃO: Visão Editorial
REVISÃO DE TEXTO: Fernanda Paranhos Quinta
CAPA: Sopros Design
ILUSTRAÇÃO DA CAPA: iStock

CIP-BRASIL. CATALOGAÇÃO NA PUBLICAÇÃO
SINDICATO NACIONAL DOS EDITORES DE LIVROS, RJ

B637m

Bobbio, Marco
   Medicina demais : o uso excessivo pode ser nocivo à saúde / Marco Bobbio. - 1.
ed. - Barueri [SP] : Manole, 2020.
   208 p. ; 22 cm.
   Inclui bibliografia
   ISBN 978-58-204-6187-7
   1. Automedicação. 2. Atitudes em relação à saúde. 3. Consulta médica. 4.
Comunicação interpessoal. 5. Médico e paciente. I. Título.

| 19-59093 | CDD: 610.696 |
| | CDU: 614.253 |

Vanessa Mafra Xavier Salgado - Bibliotecária - CRB-7/6644

Todos os direitos reservados.
Nenhuma parte deste livro poderá ser reproduzida, por
qualquer processo, sem a permissão expressa dos editores.
É proibida a reprodução por xerox.
A Editora Manole é filiada à ABDR – Associação Brasileira de Direitos Reprográficos.

1ª edição – 2020

Editora Manole Ltda.
Avenida Ceci, 672 – Tamboré
06460-120 – Barueri – SP – Brasil
Tel.: (11) 4196-6000
www.manole.com.br | http://atendimento.manole.com.br
Impresso no Brasil | *Printed in Brazil*

São de responsabilidade do autor as informações contidas nesta obra.
Durante o processo de edição desta obra, foram tomados todos os cuidados para assegurar a publicação de informações precisas e de práticas geralmente aceitas. O autor e a Editora eximem-se da responsabilidade por quaisquer erros ou omissões ou por quaisquer consequências decorrentes da aplicação das informações presentes nesta obra. É responsabilidade do profissional, com base em sua experiência e conhecimento, determinar a aplicabilidade das informações em cada situação.

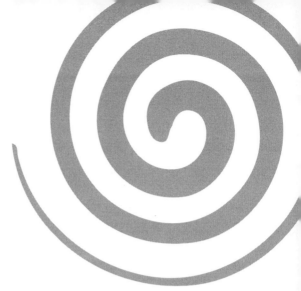

A ilusão de uma vida sadia nos faz viver como doentes crônicos entre exames e terapias.

Uma medicina mais sóbria, para ficar melhor e desperdiçar menos recursos

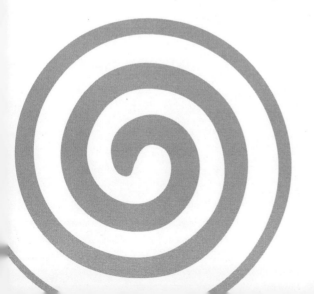

ALGUMAS PALAVRAS DE APRESENTAÇÃO

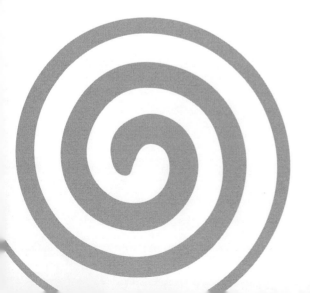

Este livro é, sem dúvida, um incentivo à reflexão. Estamos vivendo um momento de nossa história caracterizado pela crescente explosão de avanços tecnológicos e por sua disseminação através das redes sociais e da mídia. Há poucas décadas seria inimaginável supor que milhões de pessoas, fossem profissionais de saúde, fossem leigos, teriam acesso a tantas informações. Negar o impacto de tais avanços tecnológicos seria, sem dúvida, uma insensatez de minha parte. Entretanto, a medicina sempre foi considerada uma "ciência e uma arte de verdades transitórias", e, cada vez mais, assistimos à divulgação de "desinformações" motivadas por interesses comerciais e econômicos ou de âmbito pessoal.

A relação médico/paciente, fulcro essencial da medicina "do passado", está prestes a morrer. Nos dias de hoje, o paciente impaciente consulta o Dr. Google, faz seu diagnóstico e procura o médico apenas para que ele solicite exames (quanto mais avançados, melhor...) para confirmar as hipóteses diagnósticas e para que prescreva medicamentos (quanto mais novos, melhor...). O médico, por sua vez, muitas vezes vítima de uma formação profissional insuficiente e pressionado por condições de trabalho precárias, torna-se também vítima desses impactos. Não raramente, dedica-se a uma especialidade (quanto mais restrita, melhor...), "trata" de sintomas, de achados de exames, quando não de "concomitâncias" que nada têm a ver com os problemas que afetam o paciente. Para proteger-se de eventuais denúncias, passa a exercer o que se denomina nos dias atuais "medicina defensiva", adota protocolos rígidos, comumente elaborados por entidades internacionais, integradas por inúmeros profissionais de diferentes países, e deixa de exercer o que era hábito no passado: a medicina personalizada. Esquece-se que cada um dos muitos bilhões de seres humanos que habitam o planeta Terra tem um perfil genômico absolutamente próprio, que o molda do ponto de vista não apenas físico, mas funcional. Em outras palavras, perante a agressão devida a uma doença ou ao uso de fármacos, ele poderá ter uma resposta absolutamente individual e, não raramente, imprevisível.

Por esses motivos e por numerosas outras razões, a leitura deste livro é essencial. Ele deveria ser divulgado não apenas para o público leigo, mas também para os estudantes de Medicina e para os médicos. A adoção das sugestões formuladas pelo Prof. Marco Bobbio traria, sem qualquer dúvida, um enorme impacto para o aprimoramento da saúde e para a contenção de desperdícios de recursos econômicos. Por essas razões, a iniciativa do Instituto Norberto Bobbio − Cultura, Democracia e Direitos Humanos, entidade sem fins econômicos, por meio de seu presidente, Celso de Souza Azzi, de promover a tradução da versão original do livro e de permitir, assim, a divulgação de seu conteúdo merece todo nosso reconhecimento.

Aliás, lembro que, conforme disse Coelho Neto, "é na educação dos filhos que se revelam as virtudes dos pais". Termino estas rápidas considerações citando algumas palavras do Umberto Eco em seu livro *Il nome della rosa*, publicado em 1980. Diz ele: "Porque a ciência não consiste apenas em saber o que se deve ou se pode fazer, mas também em saber o que se poderia fazer, mas que, talvez, não se deva fazer". Em outras palavras, devemos sempre agir com prudência e humildade e orientados por respeito para com nosso semelhante.

Prof. Dr. Dario Birolini
Cirurgião geral e professor emérito da Faculdade de
Medicina da Universidade de São Paulo (FMUSP)

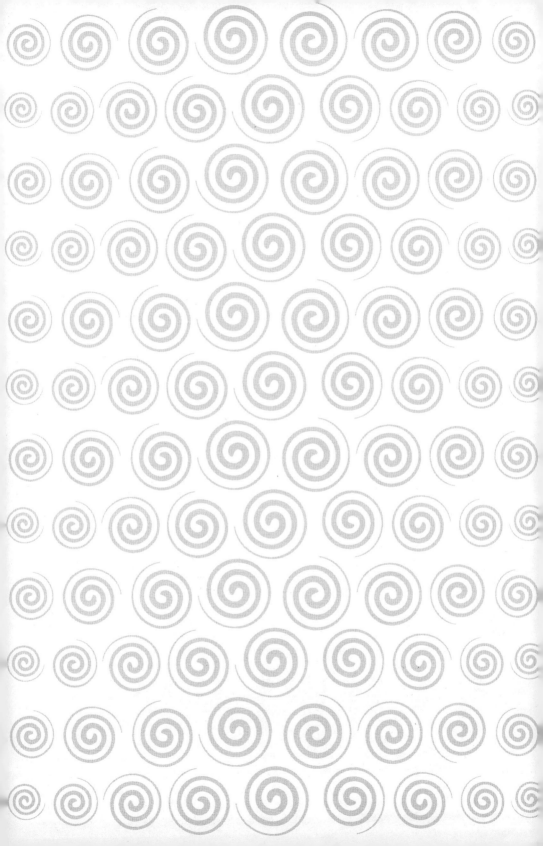

SUMÁRIO

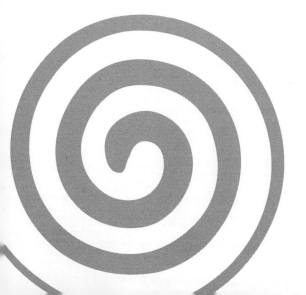

INTRODUÇÃO 14

SADIOS PREOCUPADOS
BEM-ESTAR E EXAMES
EXPECTATIVAS ENVENENADAS
QUEM COMEÇOU?
FAZER MAIS É MELHOR?

CAPÍTULO 1. **A BUSCA DA CERTEZA 26**

A PAIXÃO PELOS "EXAMES"
A OBJETIVIDADE DOS "EXAMES"
VALORES DE REFERÊNCIA ALTERADOS
DIAGNÓSTICO CERTO OU PROVÁVEL
A NECESSIDADE DE CERTEZA
AS "CERTEZAS" DE UM EXAME
COMUNICAR A INCERTEZA
CONVIVER COM A INCERTEZA
O CÁLCULO DO RISCO

CAPÍTULO 2. **EXPECTATIVAS IRREAIS 46**

CHOOSING WISELY
INFORMAÇÃO ADULTERADA
INFORMAÇÃO PERCEBIDA
ENTRE O SABER E O FAZER
FORMAR PARA INFORMAR
ELIMINAR A FIBRILAÇÃO ATRIAL
AGREDIR UM SINTOMA

CAPÍTULO 3. **TRATAR OU NÃO TRATAR 62**

PHILIP ROTH
ETGAR KERET
CASOS EMBLEMÁTICOS
AS ALTERNATIVAS
A RENÚNCIA
ESPERA VIGILANTE
UMA RENÚNCIA SÁBIA
UMA RENÚNCIA PERIGOSA
STEVE JOBS E TIZIANO TERZANI
TRATAMENTOS INEFICAZES
TRATAR-SE OU NÃO

CAPÍTULO 4. **RASTREAMENTOS ÚTEIS E INÚTEIS** *82*

NEM TODOS OS TUMORES SÃO IGUAIS
RASTREAMENTO (*SCREENING*)
CHECK-UP
RASTREAMENTOS: ÚTEIS OU INÚTEIS?
MORTALIDADE ESPECÍFICA OU TOTAL
O PARADOXO DA POPULARIDADE
CÂNCER DE MAMA
MENOS TRATAMENTOS, MENOS MORTES

CAPÍTULO 5. **INFORMAÇÕES CONDICIONADAS** *100*

CÁLCIO E VITAMINA D
CONFLITO DE INTERESSES
O DILEMA DO INVENTOR
A ELABORAÇÃO DO PROTOCOLO
AS EMENDAS
A PUBLICAÇÃO
A DIVULGAÇÃO
GHOSTWRITER
OPINIÕES DISCUTÍVEIS
DRONEDARONA
OS CONGRESSOS
CONFLITO ENDÊMICO

CAPÍTULO 6. **COMO SE DEFENDER DOS EXAMES E DAS DENÚNCIAS?** *120*

EM BENEFÍCIO PRÓPRIO OU DO PACIENTE?
O PONTO DE VISTA DOS MÉDICOS
RESPONSABILIDADE PENAL
RESPONSABILIDADE CIVIL
COMO SE PROTEGER?
EXPLICAÇÕES INSUFICIENTES
NEGLIGÊNCIA MÉDICA

CAPÍTULO 7. **DESPERDÍCIOS** 136

ROBÔ E PRÓSTATA
CUSTOS E DESPERDÍCIOS
TECNOLOGIA E DESPERDÍCIOS
TRATAMENTOS E EXAMES DESNECESSÁRIOS
A LÓGICA DO MACACO
CORTES DE CUSTOS GERAIS OU ESPECÍFICOS
A DESPRESCRIÇÃO

CAPÍTULO 8. **CONCLUSÕES** 152

OS PROGRESSOS DA MEDICINA
O DILEMA ÉTICO
A COMPLEXIDADE DO SER HUMANO
A RELAÇÃO DE CONFIANÇA
SLOW MEDICINE

AGRADECIMENTOS 162

POSFÁCIO 166

MARCO BOBBIO E O MOVIMENTO SLOW MEDICINE NO BRASIL [TC]

REFERÊNCIAS 172

INTRODUÇÃO

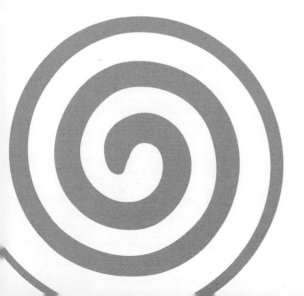

Cláudio G. aposentou-se há pouco tempo e está muito envolvido em atividades de voluntariado. Após alguns episódios de tontura, consulta um médico, que lhe prescreve um Doppler dos troncos supra-aórticos, um ecocardiograma e a avaliação de um cardiologista. O ecocardiograma demonstra uma ótima contratilidade do coração, mas revela uma leve insuficiência da válvula mitral; o relatório do Doppler é tranquilizador e não sinaliza lesões que reduzam o afluxo de sangue ao cérebro, mas somente irregularidades nas paredes internas das carótidas. Na consulta cardiológica, explico a Cláudio G. que a insuficiência da válvula e as irregularidades nas artérias são muito comuns em pessoas de sua idade que dispõem de boa saúde, e que as alterações constatadas não são a causa de seus sintomas. Nesse ínterim, as vertigens passaram espontaneamente e não acho necessário prescrever mais exames. A partir desse momento, Cláudio começa a se preocupar: "E se a insuficiência mitral piorar? E se aumentarem as placas, como poderei perceber? Com qual frequência devo fazer exames das carótidas e do coração?".

Um jovem paciente que teve um infarto vem ao ambulatório para um controle: não sente qualquer incômodo, suas condições estão estáveis, e confirmo a terapia. Ele me conta que sua mulher, Giovanna B., de 45 anos, foi recentemente ao ginecologista. O médico alongou-se na palpação das mamas. "Encontrou algum problema, doutor?" "Não é nada", responde o ginecologista, "percebi um pequeno nódulo que parece ser um cisto. Não se preocupe; com calma, submeta-se a uma mamografia". O especialista está quase convencido de que a lesão não é perigosa, mas, por escrúpulo e para evitar um eventual processo judicial caso aquele nódulo venha futuramente a manifestar alguma malignidade, pede uma verificação instrumental que "confirme" sua percepção. Desde então, Giovanna convive com a dúvida: "E se for um tumor?".

Paolo N. tem 52 anos e nunca teve problemas de saúde. Incentivado por parentes e colegas, acredita ser oportuno submeter-se a um *check-up*, com uma longa série de exames de sangue. Quando recebe os resultados, Paolo nota um asterisco ao lado da taxa de colesterol, que indica um valor acima do limiar de normalidade. O médico prefere mandá-lo a um cardiologista para obter um parecer. Em sua família, não há histórico de doenças cardiovasculares, Paolo nunca fumou, sua pressão arterial é normal, realiza um trabalho sedentário, não pratica esportes e está ligeiramente acima do peso. Utilizando os valores de referência do Istituto Superiore di Sanità (Instituto Nacional de Saúde), verifico que a probabilidade de um infarto nos próximos dez anos é baixa. Paolo já consultou vários *sites* na internet e descobriu que o arroz vermelho, a pimenta e os iogurtes enriquecidos com fitoesteróis reduzem o colesterol. Demonstro a minha incerteza sobre a eficácia dos nutracêuticos, mas, antes de decidir por uma terapia com estatinas, recomendo-lhe que perca peso, reduzindo os alimentos com alto teor calórico, e que inicie de forma regular alguma atividade física de seu agrado. A partir desse momento, Paolo ficará com uma inquietação: "E se eu não conseguir reduzir o colesterol, vou ter um infarto?".

Caterina V. tem 36 anos e é uma esportista apaixonada: corre por uma hora em dias alternados, esquia nos finais de semana de inverno e anda de bicicleta no verão. Sofre de cefaleias, atenuadas, mas não resolvidas, por medicamentos anti-inflamatórios. Está angustiada com a ideia de ter algum problema e consulta um neurologista. Após várias análises, que se concluem negativas, o especialista ainda lhe prescreve um ecocardiograma com contraste, que mostra a presença de uma comunicação entre os átrios do coração. O médico lhe explica que a passagem de pequenos trombos pelo forame poderia ser a causa das cefaleias e, eventualmente, provocar um acidente vascular cerebral. Aconselha Caterina a submeter-se a uma pequena intervenção para fechar a passagem anômala, introduzindo um *stent*, parecido com um guarda-chuva, por uma veia da perna. Caterina vem ao consultório para ouvir meu parecer. Explico-lhe que algumas pesquisas mostram a inutilidade da intervenção para reduzir o risco de acidente vascular cerebral e aconselho evitar o procedimento. Ela aceita minhas considerações, mas fica com medo de que, se não se submeter à intervenção, possa ter um acidente vascular cerebral.

SADIOS PREOCUPADOS

Quatro histórias. Pessoas diferentes em idade, sexo, atividade profissional e perspectiva de vida. Não sofrem de qualquer doença e levam uma vida normal. Um exame pedido sem uma indicação específica, somente para "tirar uma dúvida", apontou alguma anomalia, comum e não perigosa, mas, paradoxalmente, reforçou o estado de insegurança. Após esses exames, Cláudio, Giovanna, Paolo e Caterina descobriram a presença de imperfeições que poderiam causar uma doença real. Logo, nada poderá trazer de volta a serenidade: nem as garantias dos médicos, nem exames adicionais e nem sequer eventuais tratamentos, que não eliminariam totalmente o risco e poderiam, ao contrário, provocar efeitos indesejados.

Foi comprovado que operar um paciente com lesões de grau moderado nas carótidas não elimina a probabilidade de ter um acidente vascular cerebral;[1] que remover um cisto de mama não reduz o risco de um tumor; que os nutracêuticos podem reduzir o colesterol, mas não evitam um infarto; que fechar o forame que põe em comunicação os dois átrios não reduz o risco de um acidente vascular cerebral, nem mesmo reduz a frequência das cefaleias.[2] Após se submeterem a exames, todos os quatro se tornaram "sadios preocupados" (worried wells) por uma ameaça mais ou menos iminente, vítimas de uma nova epidemia silenciosa e paralisante: a ansiedade da boa saúde (health anxiety).[3]

Todavia, muitos médicos prescrevem inúmeros exames e tratamentos, e muito pacientes os solicitam, como se a busca pela objetividade de um dado de laboratório ou de uma imagem radiográfica pudesse esclarecer todas as dúvidas e resolver qualquer problema.

A verdade é que os seres humanos não são perfeitos e trazem consigo algumas anormalidades; se submetêssemos qualquer pessoa a uma série de exames, é quase certo que encontraríamos algo. Os aparelhos atualmente são tão sensíveis que revelam anomalias sem qualquer significado patológico. "Como podemos definir uma pessoa sadia?", perguntou, então, um professor a seus residentes. "É aquela que ainda não se submeteu a exames", respondeu ironicamente um estudante.[4]

Pois bem, como devemos nos comportar diante de alguma anormalidade? A tendência predominante é a de intervir, mas o resultado é que a esmagadora maioria das pessoas sofrerá com os efeitos colaterais de uma terapia inútil, e alguém, sabe-se lá quando, conseguirá obter algum benefício.

BEM-ESTAR E EXAMES

A medicina de hoje parte do pressuposto de que todas as doenças se originam de uma alteração biológica. O nosso bem-estar, entretanto, depende também de muitos outros fatores que não podem ser investigados por meio de exames de laboratório e nem tratados com medicamentos ou intervenções cirúrgicas: o trabalho, as relações interpessoais, as condições econômicas, o ambiente em que vivemos, as emoções, os sentimentos, as esperanças. Frequentemente, essas são as causas primárias do mal-estar. Mesmo assim, muitas pessoas são vítimas da predominante lógica organicista e vão ao médico por qualquer desconforto, em busca de explicações e remédios. Dessa forma, colocam um cabresto no pescoço, fazendo-se prescrever exames provavelmente desnecessários e desencadeando uma cascata de análises e tratamentos que, na maior parte dos casos, não resolvem o problema e aumentam a ansiedade.

Quantas vezes ouvimos alguém se atormentar pelo resultado negativo de exames ao invés de ficar feliz? Não se diz: "Felizmente, não tenho nada", mas "então, deve ser algo grave". E parte-se em busca de um bambambã (custe o que custar) que prescreva outros exames a fim de encontrar uma explicação para os sintomas, talvez pressupondo algo raro que os especialistas anteriores ainda não pensaram. Quanto mais se procura, mais aumentam as probabilidades de se encontrar "algo", e será difícil decidir se aquela alteração é a verdadeira causa do sintoma referido ou se é uma constatação acidental sem consequências futuras. Muitos médicos, quando acham que o paciente não tem nada de relevante, em vez de tranquilizá-lo, preferem prescrever um exame para convencê-lo "objetivamente" de que ele realmente não tem nada. Essa estratégia, porém, não funciona.[5] Alexandra Rolfe e Christopher Burton, da Universidade de Aberdeen,[6] analisaram quatorze pesquisas nas quais eram avaliadas as reações dos pacientes ao resultado negativo de um exame prescrito para investigar sintomas genéricos: uma ressonância magnética para pessoas com dores de cabeça, o registro contínuo do eletrocardiograma para pessoas com palpitações, o eletrocardiograma para pessoas com dores no peito. As conclusões das pesquisas são concordantes: um resultado negativo não tranquiliza os pacientes, não elimina os sintomas e não reduz a ansiedade, pelo contrário. Em metade dos pacientes que se queixavam de palpitações, foi utilizado por 24 horas um monitor que permite rastrear eventuais arritmias. Após um ano, comparados ao grupo controle, os pacientes monitorados apresentavam pior qualidade de vida e maior ansiedade.[7]

Quando se procura um médico, apresentando-lhe a queixa de um sintoma, é provável que se saia do ambulatório com a prescrição de exames e medicamentos, uma vez que a formação universitária visa a identificar uma causa removível com um tratamento e não a entender a complexidade do incômodo que o paciente expressa com um sintoma. Além disso, a pesquisa científica está voltada para a descoberta de medicamentos que mirem alvos precisos, próteses que substituam partes do corpo que não funcionam bem, exames sofisticados que analisem o maior número de substâncias presentes no sangue e que vasculhem com maior resolução os órgãos internos, colocando no mercado produtos que sejam comprados. Tudo bem se os exames fossem inócuos e identificassem sempre a presença de uma enfermidade; no entanto, eles são trapaceiros e marcam aquilo que "não é normal", sem distinguir o que é irrelevante, que pode ser ignorado, do que é provavelmente patológico, sobre o qual é melhor iniciar novas investigações. A culpa não é para ser colocada nos exames, pobrezinhos. Eles prestam bem seu serviço quando indicam quantos miligramas de certa substância estão presentes no sangue ou como aparecem no raio X as partes do corpo exploradas. A falha está na interpretação desses miligramas, dessas imagens. A frenética comercialização de novos exames e de novos aparelhos não permite avaliar suas vantagens para distinguir os sadios dos doentes e tampouco permite sopesar as consequências de um uso não apropriado.

A medicina tem o dever de diagnosticar as doenças e de tratá-las, e cumpre bem essa tarefa. Nós todos somos testemunhas do extraordinário sucesso obtido nessas últimas décadas. Graças ao desenvolvimento de medicamentos, próteses, intervenções cirúrgicas, investigações diagnósticas, serviços disseminados pelo território, estruturas e pessoal altamente especializado e constantemente atualizado, o tumultuoso progresso da ciência permitiu curar doenças até há pouco tempo consideradas letais, permitiu reduzir sofrimentos e deficiências e, ainda, permitiu prolongar a vida de um maior número de pessoas. Em geral, a medicina atual produz grandes benefícios e devemos ser gratos a todos aqueles que investiram energia e recursos econômicos para obter resultados que seriam inimagináveis em tempos não tão remotos. Como sempre, porém, qualquer medalha tem o seu reverso, e esta quantidade de exames e tratamentos, quando mal utilizados, cria a ilusão de poder identificar qualquer problema, de poder curar qualquer doença e todo mal-estar; às vezes, provoca, no entanto, efeitos piores do que aqueles que se queria evitar. Paradoxalmente, encontramo-nos em um estado de maior incerteza,[8] de menor felicidade e de insatisfação quanto a nossas condições de vida,[9] apesar do extraordinário avanço dos conhecimentos e dos tratamentos.[10]

EXPECTATIVAS ENVENENADAS

Daniel Callahan, pioneiro da bioética e fundador do Hastings Center, defende que a medicina atual é "caracterizada por uma poderosa exigência perfeccionista"[11], que anula a percepção do limite e torna legítimo qualquer pedido de saúde: basta dispor de tecnologia adequada, de excelentes profissionais e de um dinheiro infinito. Todavia, quando o pedido de saúde não é contido e satisfeito, torna-se patológico e produz frustrações, mal-estar, angústias, até envenenar a existência. Alguns anos atrás, Smith,[12] o então diretor de uma das principais revistas de medicina, o *British Medical Journal,* levantou o problema das expectativas irrealistas que estão radicadas no imaginário da maior parte das pessoas e que são constantemente alimentadas por médicos que enfatizam os resultados de suas terapias, por jornais que consideram "notícia" somente aquilo que promete cura, por aqueles políticos que asseguram serviços sempre mais eficientes e listas de espera sempre mais breves e que, no entanto, cortam investimentos no sistema público. Smith convocou todos esses atores a um ato de realismo: às vezes, é bom lembrar que a morte é inevitável; que a maior parte das doenças não pode ser curada; que não são necessários antibióticos para tratar a gripe; que as próteses podem quebrar; que os hospitais são lugares perigosos; que todos os remédios têm efeitos indesejados e que muitos oferecem benefícios marginais e, às vezes, não funcionam totalmente; que os exames de rastreamento (*screening*) não são perfeitos e fornecem sempre uma cota de falsos negativos e de falsos positivos; e que existem formas melhores de gastar o dinheiro público do que investir em tecnologia.

Mais recentemente, Antonio Bonaldi, cofundador e presidente da Slow Medicine, elencou os sete venenos, profundamente enraizados na consciência das pessoas, que poluem uma visão realista da medicina e que induzem cidadãos e pacientes a exigir aquilo que muitas vezes pode ser nocivo. Trata-se de convicções amplamente divulgadas e compartilhadas, que frequentemente levam a erros de avaliação: o novo é sempre melhor; todos os procedimentos utilizados na prática clínica são eficazes e seguros; o uso de tecnologias sempre mais sofisticadas resolverá o problema de saúde; fazer mais ajuda na cura e melhora a qualidade de vida; é sempre vantajoso descobrir uma doença antes que se manifestem os sintomas; os potenciais fatores de risco devem ser tratados com medicamentos; para controlar melhor as emoções e os estados de humor, é útil confiar nos tratamentos.[13]

Após o sucesso do livro *Overdiagnosed*,[14] no início de 2015, Gilbert Welch, professor de Medicina de Família e comunidade na Geisel School of Medicine, da Universidade de Dartmouth, publicou o livro *Less medicine, more health*,[15] no qual identifica seis motivos que induzem um excesso de tratamentos médicos: todos os riscos podem ser reduzidos; é sempre melhor resolver qualquer problema o mais rápido possível; não faz mal obter mais informações; intervir é melhor do que esperar; o novo é melhor; deve-se fazer tudo para evitar a morte.

Três médicos de origens, nacionalidades e experiências diversas, que expressam somente um conceito: tomemos todos uma saudável ducha de pragmatismo para redimensionar esperanças irrealistas e frustrantes que envenenam a relação entre o médico e o paciente. Como escreveu Samuel Johnson, ilustre escritor inglês do século XVIII: "As esperanças com as quais somos impropriamente tolerantes só podem acabar em desilusão".[16]

Para ficarmos melhor, precisamos expulsar esses venenos e a preocupação com as contínuas ameaças de futuras doenças, de modo que recuperemos o sentido de felicidade de nosso estar bem.

QUEM COMEÇOU?

Sou convidado a fazer palestras e seminários sobre os problemas do excesso de prescrições, em encontros públicos e em congressos médicos, que terminam sempre em um intenso debate. Cidadãos e pacientes contam que saem do ambulatório com a prescrição de exames e de remédios, sem que o médico os tenha avaliado ou sem que ele tenha se informado profundamente sobre as características do incômodo. Os médicos, por outro lado, dirigem a mim sempre as seguintes perguntas: "Como faço para negar uma prescrição ao paciente que deseja se submeter a 'todos os exames de sangue', ou a uma tomografia axial computadorizada (TAC) de coronárias, porque o vizinho morreu repentinamente, ou a fazer uma densitometria óssea para evitar uma fratura, ou então exames para identificar precocemente uma doença? Como posso me recusar a transcrever no receituário do Servizio Sanitario Nazionale* a longa lista de exames solicitados pelo especialista?".

Os pacientes sentem-se muito confusos quando lhes é solicitado um exame cada vez que se queixam de um incômodo; por sua vez, os médicos se sentem indefesos quando lhes é solicitada uma prescrição que consideram inadequada. Os primeiros começam com a maratona para marcar os exames ou procuram médicos particulares. Os segundos, frequentemente por falta de tempo, escolhem o caminho mais simples e transcrevem aquilo que lhes é pedido, em vez de explicar ao paciente que o incômodo é inócuo e iniciar um raciocínio para tranquilizá-lo. O médico não quer correr o risco de recusar uma radiografia de tórax, um Doppler, uma mamografia, a prescrição de estatinas a pacientes que poderiam ter um futuro tumor, um acidente vascular cerebral, um infarto. Ninguém poderá provar que o eventual surgimento subsequente da doença terá sido

---

* N.T.: Sistema público de saúde italiano.

causado pela ausência da prescrição do exame; mas, para o paciente, sempre ficará a dúvida de que, se tivesse feito aquele exame, poderia ter se tratado e não teria adoecido. Às vezes, a suspeita se transforma em raiva e, mais frequentemente, em denúncia. O médico terá de enfrentar a humilhação de ser considerado incapaz e incompetente, com as despesas e a preocupação de um longo processo penal ou cível, que não lhe trará serenidade mesmo diante de um veredicto de plena absolvição.

Para se defender de possíveis denúncias, inúmeros médicos exercem, de forma mais ou menos consciente, o que se chama de medicina defensiva: prescrever exames não para investigar um diagnóstico ou para identificar o tratamento mais eficaz, mas para se prevenir de eventuais desforras judiciais. Assim, os pacientes são submetidos a uma quantidade de exames nem sempre úteis para sua saúde, mas indispensáveis para a tranquilidade do médico.

FAZER MAIS É MELHOR?

Nos últimos anos, aumentou-se a conscientização de que algumas doenças possam ser causadas por um excesso de tratamento. E, mesmo assim, a opinião predominante dos médicos, dos pacientes e dos cidadãos é a de que fazer mais é sempre melhor do que fazer menos. Todos condicionados por uma sociedade do consumo e da obsolescência programada;[16] por isso renovamos e acumulamos mobília, automóveis, eletrodomésticos, aparelhos eletrônicos, sentimo-nos inadequados com um vestido fora de moda, com uma mala comprada há alguns anos, com um telefone celular que não seja um *smartphone*; já pensamos de forma automática que o novo é sempre melhor, que ter mais nos faz viver felizes. Mais ainda quando estamos doentes, quando achamos que estamos ou quando consideramos a possibilidade de adoecer; aí, queremos o melhor e esperamos que o médico prescreva e o sistema de saúde reembolse qualquer extravagância. Frequentemente, os efeitos dos exames e dos tratamentos traem as expectativas: começamos um tratamento que nos traz efeitos indesejados, piores do que o distúrbio que gostaríamos de ter eliminado; no final de uma série de exames, temos mais incertezas do que antes; um exame prescrito "por escrúpulo" induziu a uma série de análises extras; uma intervenção cirúrgica enfrentada para retirar um incômodo modesto trouxe consigo mil problemas. Nossos pais já diziam: às vezes, o ótimo é inimigo do bom. Para algumas pessoas, os problemas são provocados por um excesso de diagnósticos (*overdiagnosis*); para outras, pela falta do mínimo de procedimentos indispensáveis à manutenção da saúde (*underdiagnosis*). É necessário recuperar o sentido de equilíbrio e evitar os desperdícios que prejudicam quem não pode ter acesso a tratamentos essenciais.

O paradigma comum é que quanto mais eu souber sobre o meu organismo, maior a possibilidade de me tratar e atrasar o surgimento de uma doença. Isso nem sempre é verdade, porém. Pensar que fazer mais não significa fazer melhor é contraintuitivo, mas, em muitos casos, como veremos, pode ser vantajoso, pode evitar agendamentos, listas de espera, despesas relevantes, efeitos indesejados e, em última análise, pode nos dar a serenidade perdida por causa da preocupação com alguns males e da angustiante busca por uma resposta certa para qualquer problema.

CAPÍTULO 1

A BUSCA DA CERTEZA

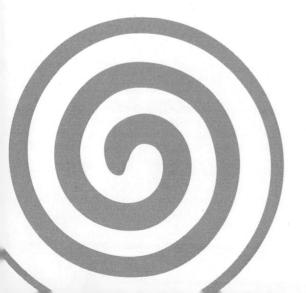

Em um jantar formal, encontro-me à mesa com um colega e outros convidados. Aproveitando a presença de dois cardiologistas, um homem de uns cinquenta anos, ligeiramente acima do peso, pergunta se deveria se submeter a alguns exames antes de começar a fazer ginástica em uma academia. Acredito ser oportuno indicar-lhe uma consulta para entender seu estilo de vida, para avaliar seus fatores de risco e, por fim, para decidir com ele, de acordo com os exercícios físicos que atualmente pratica e com os que pretende iniciar, se será necessário realizar algum exame. Nesse meio tempo, meu colega intervém e lhe diz: "Faça uma tomografia axial computadorizada (TAC) de coronárias, assim podemos logo ver como estão suas coronárias sem precisar realizar uma coronariografia e decidir se o senhor poderá se inscrever tranquilamente em um curso de ginástica". Fico surpreso que se prescreva um exame diagnóstico de certa complexidade a um desconhecido com o qual se compartilha a mesa. Não se sabe, nesse caso, se a TAC de coronárias seria o instrumento mais idôneo; pelo contrário, seria mais conveniente um exame que avaliasse a função do coração sob estresse físico do que um que examinasse a anatomia das coronárias. A TAC é um exame que implica a absorção de altas doses de radiação (equivalente a várias centenas de radiografias do tórax) e que, frequentemente, fornece resultados que precisam ser reavaliados com a coronariografia. A utilidade da TAC de coronárias não é comprovada para definir o diagnóstico em sujeitos sem sintomas; portanto, é um exame aconselhado em caso de dúvida, quando se quer excluir a presença de lesões coronarianas.

Enquanto acontece a "consulta convivial", lembro-me de um artigo que descreve as complicações totalmente imprevisíveis, mas dramáticas, de uma TAC de coronárias prescrita de modo inapropriado.[1] Conto o caso de uma senhora de 52 anos que vem ao hospital em decorrência de uma dor atípica no tórax. A probabilidade de que ela tenha um problema coronário é baixa; no passado, um médico do pronto-socorro a manteve sob observação algumas horas, e, ao lhe dar alta, tranquilizou-a sobre as condições de seu coração. Dessa vez, no entanto, o médico solicita a TAC de coronárias para reassegurá-la com um exame "objetivo" e talvez para prevenir-se de uma eventual ação legal no caso, embora improvável, de a paciente vir a ter um infarto nos dias subsequentes. O laudo da TAC mostra a presença de pequenas placas calcificadas nas coronárias, mas não há lesões críticas. Não satisfeito com o resultado, que não dá plena absolvição, e para obter mais informações sobre o estado das coronárias, o cardiologista prescreve uma coronariografia. O exame mostra algumas irregularidades das paredes das coronárias, que não desaceleram o fluxo de sangue. Durante o procedimento, porém, o cateter provoca a ruptura de uma placa, com o consequente descolamento da parede da coronária e da aorta ascendente. A paciente demonstra uma violenta dor no tórax pela ocorrência de um infarto de grande proporção; ela tem uma queda da pressão arterial e a função do coração deve ser substituída emergencialmente por um equipamento de bombeamento. Ela é levada rapidamente para a sala de operação e são feitos dois *bypass* aortocoronários, mas o coração fica gravemente danificado. A senhora teve alta após algumas semanas e, nos seis meses sucessivos, foi internada por causa de episódios de insuficiência, foram feitas angioplastias com a implantação de *stent* e sofreu um segundo infarto, que, ao danificar ainda mais seu coração, obrigou-a a submeter-se a um transplante. Em síntese, ela precisou substituir um coração, que era essencialmente sadio antes da TAC de coronárias, solicitada somente para confirmar um parecer clínico. A obstinação diagnóstica, às vezes, pode ser prejudicial.

Para contrastar a perplexidade dos convidados, meu colega explica que não é preciso deixar-se condicionar por um único caso desfavorável: "A TAC é o futuro", põe fim ao assunto, "porque permite ver as coronárias externamente, sem entrar no coração com um cateter". Em seguida, dirige-se ao nosso interlocutor e conclui:

"Em nosso hospital, temos o equipamento e podemos fazer o exame rapidamente". O senhor parece completamente satisfeito com a proposta de "ver" as coronárias sem passar pelo incômodo de introduzir um cateter através da virilha.

A PAIXÃO PELOS "EXAMES"

É necessário refletir sobre o fascínio que os testes de laboratório exercem sobre os pacientes. Geralmente, são chamados somente de "exames". Pede-se ao médico para prescrever "exames" quando não se está bem, para entender o motivo do mal-estar; quando se está bem, para saber se há algo errado; quando já se passou muito tempo desde os últimos "exames"; quando é melhor verificar algum resultado "não normal". Em suma, há sempre um bom motivo para fazer "exames". É opinião comum que "exames" definam de forma objetiva o estado do próprio organismo, sejam o barômetro da boa e da má saúde, a prova de fogo do bem-estar, a luz do painel que avisa a tempo quando é necessário fazer algo para evitar um dano maior: colocar óleo no motor ou reduzir o açúcar na dieta.

A mesma paixão é reservada aos exames instrumentais: com a endoscopia digestiva alta, pode-se saber como está o estômago; com o ecocardiograma, sabe-se como funciona o coração; com a TAC, se existe um tumor no pulmão ou no cérebro; com a ressonância magnética cerebral, se há sinais precoces de Alzheimer; com o eco-Doppler, se o fluxo de sangue no cérebro ainda está adequado. Como os procedimentos para marcar esses exames são complicados, os tempos de espera longos, os valores altos, as radiografias nocivas, existe algum escrúpulo antes de prescrevê-los regularmente. E se os exames instrumentais, porém, fossem gratuitos e imediatos?

De acordo com a opinião atual, é sempre melhor fazer um exame a mais do que um exame a menos, é sempre conveniente saber como as coisas estão por dentro de seu corpo, é essencial excluir "algo ruim", mas não se leva em consideração que os exames também podem causar efeitos indesejados. Encontraremos muitos exemplos ao longo deste livro.

A OBJETIVIDADE DOS "EXAMES"

Os resultados dos exames de sangue são apresentados em cifras. Esses números, no entanto, são a conclusão de uma série de condições que podem viciar o resultado e torná-lo nada objetivo, preciso ou inequívoco. O valor pode variar de acordo com as circunstâncias da coleta: se o sangue é tirado do paciente em pé ou deitado, antes ou depois de ter bebido ou comido, em condições de estresse ou de repouso, em função dos medicamentos tomados e de como os tubos de coleta são conservados e transportados.[2] Por fim, há um problema relacionado à calibração dos equipamentos, que nem sempre é realizada regularmente. Se a mesma amostra de sangue fosse enviada a dois laboratórios diversos, alguns resultados seriam diferentes; analogamente, obteríamos resultados diferentes de duas amostras do mesmo indivíduo colhidas uma depois de algum tempo da outra.

Se quem se prepara para abrir um envelope com resultados de "exames" soubesse quantos fatores podem modificar os resultados, não entraria em pânico ao ver alguma discrepância em relação aos valores de referência.

VALORES DE REFERÊNCIA ALTERADOS

Já se tornou habitual, por parte dos laboratórios, marcar um valor "não normal", que classifica a pessoa como doente e a ser submetida a um tratamento (*deleterious labeling*). Distinguir o resultado que se obtém, porém, em "normal/não normal" é um esquematismo impróprio. O significado clínico de dois valores que se encontram imediatamente acima ou abaixo do limiar é irrisório e deveria ser interpretado de forma semelhante; no entanto, tende-se a distinguir de modo categórico os sadios dos doentes. Segundo o famoso epidemiologista inglês Geoffrey Rose, "não existe uma doença que você tenha ou não tenha – exceto talvez a morte súbita e a raiva. Para todas as outras doenças, você pode estar um pouco ou muito doente".[3]

Como são estabelecidos os valores de referência que distinguem os sadios dos doentes? Tomemos como exemplo a glicemia. As associações de diabetologistas estabeleceram que a glicemia acima de 126 mg/dL identifica um sujeito diabético.[4] Então, se o valor for 125, quer dizer que o indivíduo está sadio, e, se for 127, que ele está doente? Não, absolutamente; seja porque, como vimos, os valores constatados podem variar por diversos motivos, seja porque o critério de 126 mg/dL foi escolhido de forma arbitrária. Existem pessoas com glicemia de jejum superior a 126 mg/dL que não são diabéticas (em termos técnicos, um resultado desse tipo é definido como falso positivo) e pessoas com glicemia abaixo de 126 mg/dL que são diabéticas (nesse caso, o resultado é definido como falso negativo). Como foi escolhido o valor de 126 mg/dL? A decisão é complicada porque se fosse escolhido um valor mais elevado (digamos 150 mg/dL), teríamos inúmeros falsos negativos (pacientes diabéticos que não ultrapassaram o valor limiar); por outro lado, se fosse escolhido um valor baixo (digamos 100 mg/dL), teríamos inúmeros falsos positivos (pacientes considerados diabéticos mesmo não sendo). Em princípio, é escolhido um valor que equilibre o número de falsos positivos e falsos negativos, favorecendo, entretanto, um valor baixo para evitar que pessoas doentes escapem ao diagnóstico; dessa forma, porém, aumenta-se o número daqueles que receberão tratamento mesmo não estando doentes.

Em 2013, as mais importantes sociedades americanas de cardiologia, a American College of Cardiology e a American Heart Association, publicaram novas diretrizes para o tratamento da aterosclerose coronariana[5] e abaixaram o valor de colesterol acima do qual é necessário iniciar uma terapia com estatinas. Considerando os critérios publicados onze anos antes pelas mesmas associações,[6] o número de americanos que devem tomar estatina aumentou em 12,8 milhões (de 43,2 milhões, que seriam tratados adotando-se os critérios de 2002, para 56,0 milhões, adotando-se a publicação de 2013),[7] isto é, quase a metade dos americanos de sexo masculino de idade entre 40 e 75 anos. Desses 12,8 milhões, 10,4 milhões são pessoas sem doenças coronarianas: em outras palavras, as novas diretrizes aumentaram a plateia de sadios para os quais se devem prescrevem medicamentos. Ainda que o valor médio de colesterol no sangue dos americanos tenha permanecido estável, as pessoas hipercolesterolêmicas em terapia aumentaram somente porque a linha que define o diagnóstico foi abaixada. A tendência em aumentar o mercado dos "doentes" é irresistível; aplicando critérios mais amplos para diagnosticar a hipertensão e a hipercolesterolemia, descobriu-se que 90% das pessoas acima de cinquenta anos residentes em um condado norueguês foram consideradas em risco e demandam um adequado tratamento farmacológico.[8] Além disso, observou-se que dez entre quatorze diretrizes relacionadas a doenças comuns propõem a ampliação dos critérios diagnósticos (criação da condição de pré-doença, redução do valor limiar, identificação de métodos diagnósticos mais precoces) e que 75% dos autores declararam possuir laços econômicos com a indústria, em uma média de sete indústrias por autor.[9] Todos podem imaginar os lucros obtidos com a ampliação do mercado, quais e quantos incentivos são prodigalizados pela indústria farmacêutica (presentes, convites pagos para congressos internacionais, financiamentos de pesquisas, etc.) a fim de induzir os autores das diretrizes a abaixar o limite para o início de uma terapia.

DIAGNÓSTICO CERTO OU PROVÁVEL

Ao contrário do que se pensa, não se pode alcançar a certeza de um diagnóstico e não se pode esperar que um tratamento resolva completamente e sem complicações um problema de saúde: nenhum exame é perfeito (de modo a discriminar precisamente os sadios dos doentes) e nenhum tratamento é igualmente eficaz em todos os pacientes. O objetivo das investigações é aproximar-se da hipótese diagnóstica mais provável, para prescrever o tratamento plausivelmente mais eficaz. Apesar do número crescente de exames disponíveis e de terapias eficazes, nunca teremos certeza do que acontece no organismo, nem poderemos saber *a priori* se um tratamento será realmente resolutivo para aquele indivíduo específico.

Um raciocínio raramente ensinado na universidade e frequentemente esquecido pelo médico prevê que, antes de solicitar um exame, ele se pergunte: "Quando estiver de posse do resultado dos exames, mudarei meu juízo diagnóstico e o comportamento terapêutico?" Se a resposta for negativa, o exame não deveria ser prescrito. Pode ser uma regra banal, mas quando tive oportunidade de apresentar a questão a meus colaboradores, notei sua surpresa, e a necessidade de prescrever exames passou a ser reconsiderada.

O fato de ter à disposição uma lista quase ilimitada de exames de laboratório, radiológicos, cintilográficos e ecográficos difundiu o costume de prescrevê-los contemporaneamente, em vez de em sequência. É mais simples e rápido prescrevê-los todos juntos, em vez de solicitar o que se considera mais informativo e, com base no resultado, decidir se é necessário um maior aprofundamento. Além disso, servir-se inadequadamente de exames faz o paciente perder a percepção do próprio corpo e dos sintomas para torná-lo dependente de números, imagens e relatórios. Vivemos em uma sociedade de consumo, cuja lógica também afeta os números de prescrições. A excessiva disponibilidade de exames, porém, ilude-nos com a ideia de que se pode questionar tudo, faz-nos perder o sentido de limite. Como mostra o filósofo Remo Bodei, professor emérito de Filosofia da Universidade de Pisa e docente da Universidade da Califórnia (UCLA),[10] a medicina também é permeada pelo conceito da desmedida:

> uma consciente e sistemática violação dos termos prefixados, que [...] transforma o homem em soberbo e livre criador do próprio destino, em um ser destinado a negar a própria finitude, a autotranscender-se no esforço de se tornar sempre mais parecido com Deus.

Se todos os cidadãos se submetessem periodicamente a todos os exames disponíveis, isso quebraria qualquer sistema de saúde ou de seguro, mas esse raciocínio, por mais absurdo que seja, não leva a nada. Eu sou um médico que quer tratar os pacientes da melhor maneira, e não um assessor que deve prestar contas ao balanço regional; não estou, portanto, preocupado com as contas, mas com o fato de que os exames excessivos podem acrescentar ansiedade, induzir mais análises e, às vezes, provocar danos.

Muitos médicos e pacientes se iludem pensando que a realização de tantos exames é tranquilizadora, porque se faz todo o possível e se pode descobrir, por acaso, uma grave doença em fase precoce. Na grande maioria dos casos, no entanto, descobre-se acidentalmente uma anomalia que não é em si perigosa, não representa o início de uma doença e não deve ser tratada: um cisto durante uma mamografia, uma opacidade pulmonar durante uma radiografia de tórax, uma irregularidade na parede de uma artéria, um "fora do normal" em qualquer exame de sangue, algumas extrassístoles durante o registro de um eletrocardiograma de 24 horas, uma leve comunicação entre os dois átrios do coração, uma alteração do menisco do joelho. Trata-se de condições presentes em pessoas que estão bem e que não causarão grandes problemas. No entanto, o fato de ler em um relatório que o próprio organismo não está perfeito induz preocupações, pede a realização de outros exames para confirmar ou desmentir a benignidade do que foi observado e determina a prescrição de uma terapia de precaução, sem que se possa saber se ela será conveniente, excessiva ou pior em relação a não fazer nada, devendo-se enfrentar efeitos indesejados não compensados por eventuais vantagens. O médico que realiza o exame não pode se eximir de sinalizar uma anomalia, mesmo que só para evitar que anos depois se diga: "Já havia algo no exame anterior e o especialista não percebeu". Para não ter problemas, é melhor descrever tudo. Desse modo, retomando a resposta da estudante mencionada na "Introdução", pode-se considerar saudável somente uma pessoa que ainda não se submeteu a exames: todas as outras têm algum problema. O conceito foi bem sintetizado pelos fundadores do movimento Slow Medicine, que descrevem o desconforto que aproxima médicos e pacientes:

> Frequentemente o percurso do diagnóstico, que gostaríamos de imaginar como nítido, científico, bem definido, transforma-se em uma espécie de labirinto em que tanto o paciente quanto os cuidadores se arriscam a perder a orientação e entram naquela dinâmica do "sempre mais", que não produz nem mais saúde, nem mais bem-estar.[11]

Por que alguns médicos prescrevem tantos exames? Os motivos são variados: porque desejam tranquilizar o paciente, porque preferem ter uma visão panorâmica da situação, porque deixam de usar informações de exames anteriores, porque não conhecem plenamente as vantagens e os limites, porque estão inseguros e preferem adiar a decisão, porque "sempre se fez assim", porque querem mostrar quanto são escrupulosos, porque "nunca se sabe", porque é mais rápido prescrever do que explicar o motivo da recusa e, por fim, sobretudo na saúde privada, pelos retornos econômicos.[12]

A NECESSIDADE DE CERTEZA

É difícil conviver com a incerteza, especialmente quando se trata da nossa saúde. Por esse motivo, na história da humanidade foram consultados os astros, os oráculos, as vísceras dos animais, as borras de café, os adivinhos, os tarôs, os horóscopos e, hoje, consultam-se também os médicos. A necessidade de análise e de investigações instrumentais, em parte propostas pelos médicos e em parte reivindicadas pelos pacientes, depende da dificuldade em aceitar a incerteza. Emma Kidd, estudiosa de uma visão holística da ciência, afirma que:

> O não conhecido nos assusta apesar de nossa experiência demonstrar que estamos aptos a enfrentar com desenvoltura as novas experiências há muito tempo temidas. Nossa imaginação pode ser nosso pior inimigo, exagerando os riscos, amplificando os medos, elaborando histórias que não têm nenhuma relação com aquilo que viveremos.[13]

E, mesmo assim, continuamos a investir tempo e dinheiro para ficar tranquilos em um mundo imprevisível. "É espantosa e quase ridícula a necessidade de simplificação que nós, humanos, temos diante da grande variabilidade da existência", reflete Laura Mazzeri, uma mulher que reconstituiu com sofrimento e franqueza sua vida antes e depois do transplante de fígado, "uma necessidade que nos leva a querer dominar nossa vida e a tentar domesticá-la com esquemas mentais infantis cheios de simplificações preditivas. Inútil desperdício de energia e de pensamento. Nossa vida está destinada a nos surpreender sempre".[14]

Exorcizamos a incerteza buscando por qualquer coisa que a amenize, inventamos nexos causais inexistentes, imaginando uma improvável linearidade da vida. Diante da incerteza sobre o futuro, médicos e pacientes compartilham, ainda que com sentimentos diferentes, um forte desconforto.[15] Quando um médico propõe uma intervenção cirúrgica, não sabe como ela irá terminar; quando comunica um prognóstico, ele não sabe o quanto poderá estar errado; quando recomenda uma terapia anticoagulante, não sabe se aquele paciente evitará um acidente vascular cerebral ou se terá uma grave hemorragia. Alberto Neri, o protagonista do primeiro romance de Davide Zaccagnini, é um jovem cirurgião vascular (*alter ego* do autor, também cirurgião vascular) que precisa lidar com a morte inesperada do primeiro paciente que operou. Desespera-se, repassa em câmera lenta todas as etapas da intervenção sem encontrar um erro, discute com os colegas, dedica horas a estudar a literatura científica. Ele descobre a imponderabilidade do ato médico em sua própria pele e sente raiva, pensando que, em anos de cursos universitários, ninguém mencionou uma palavra sobre a falibilidade do trabalho clínico. Numa noite, desabafa com um amigo:

> Poderíamos pelo menos ser sinceros, ao invés de estarmos aqui nos fazendo de grandes curandeiros. Dadas as circunstâncias, poderíamos admitir que sabemos pouco. Parar com esta farsa [...]. O problema, como compreendi muito mais tarde, não tinha sido um erro específico, nada de errado tinha acontecido e, mesmo assim, naquela noite verificou-se o pior dos resultados possíveis. Os limites da minha arte não estavam na forma como eu a tinha utilizado, nem mesmo nos raciocínios que me conduziram à intervenção. Existe um sulco profundo que divide os médicos das grandezas sobre as quais eles trabalham, um limite estrutural em sua capacidade de descrevê-las.

Todos nós preferimos nos iludir e nos tranquilizar sobre a previsibilidade do futuro e, quando o resultado é infausto, queremos encontrar uma explicação, um culpado. Jerome Kassirer, diretor do *New England Journal of Medicine*, 25 anos atrás definiu que essa "busca obstinada pela certeza"[16] nos estimula a pedir exames de modo inapropriado e compulsivo. Nestes últimos anos, o conceito "medicina de precisão" tem conseguido se impor e suscitar entusiasmo por indicar tratamentos específicos que permitem intervir em uma determinada mutação genética e tratar "de forma precisa" somente os pacientes que poderão dela se beneficiar. Será que finalmente chegaremos, ao menos para algumas patologias, à tão cobiçada medicina sem incertezas? Um recente editorial no *New England Journal of Medicine* nos alerta com relação ao fácil entusiasmo,[17] salientando que uma alteração genética, exceto em casos raros, não determina de maneira axiomática o futuro surgimento de uma doença; portanto, os pacientes precisarão saber conviver com

uma série potencialmente inquietante de probabilidades – estimativas de risco de doença com base no sequenciamento da linha herdada e, quando a doença for diagnosticada, as estimativas do prognóstico e das opções terapêuticas. Na maior parte das situações, o melhor conselho estará longe do óbvio e frequentemente se fundamentará em uma estimativa preliminar de dados à medida que novas informações forem obtidas.

Devemos nos resignar a conviver com a incerteza e não arruinar nossas vidas "nesta obstinada busca".

AS "CERTEZAS" DE UM EXAME

Um paciente me conta que foi ao urologista porque estava tendo algumas dificuldades na micção. O médico o tranquilizou sobre a ausência de patologias graves, mas lhe prescreveu um medicamento para ajudá-lo a urinar com mais facilidade. "Na verdade, tomando um comprimido ao dia, eu urinava melhor." Todavia, o paciente lê na internet que o remédio é indicado para casos em que não se consegue esvaziar completamente a bexiga, quando se é acometido por uma necessidade urgente, quando se deve urinar várias vezes durante a noite, ou então quando a micção inicia com dificuldade, prossegue muito lentamente ou de modo intermitente. Não tendo nenhum desses sintomas, o paciente telefona a seu urologista e lhe pergunta se realmente é necessário prosseguir com a terapia. O médico não investiga como ele se sente, mas lhe prescreve um exame: uma urofluxometria. Trata-se de um exame que mede o fluxo de urina durante a micção, que, em um homem de mais de 66 anos, deve ser de, ao menos, 9 mL por segundo: para casos com velocidade inferior, é indicada a prescrição de medicamentos. "Fiquei surpreso ao saber que o médico, em vez de confiar na avaliação de meus sintomas, preferiu ater-se ao resultado numérico de um exame. Um número estúpido", concluiu, "é mais importante do que como eu estou?". Assim, o paciente não marca o exame, para de tomar o medicamento e, por um ano, convive com seu pequeno desconforto, sabendo que poderá voltar a fazer uso do fármaco se as circunstâncias piorarem. Eu o tranquilizo, contando a história de outro paciente que havia feito o exame e que me descreveu o constrangimento que teve de passar ao urinar na presença de um técnico que media a velocidade do fluxo. Além disso, ele tinha seguido à risca as instruções de preparo, bebendo tanta água que não conseguia mais urinar, e que, por isso, precisou repetir uma segunda avaliação instrumental. Frequentemente, os médicos confiam nos exames para obter uma objetividade fictícia, renunciando a entender como o paciente enfrenta e suporta seus sintomas e a propor-lhe a solução mais adequada.

Nestes últimos anos, desenvolveu-se um campo de estudo aprofundado definido como "medicina narrativa",[18] que reavalia e incentiva o confronto entre médico e paciente, para recuperar aquelas dimensões do tratamento que são excluídas por uma visão excessivamente científica e determinista da medicina. Nesse sentido, a "narração" torna-se um instrumento para compreender a pluralidade das perspectivas de tratamento, para o paciente tornar--se protagonista de seu percurso de cura, reconduzindo ao centro do percurso diagnóstico e terapêutico a percepção que ele mesmo tem de seu mal-estar e de sua doença.

COMUNICAR A INCERTEZA

Uma questão ainda controversa é se os médicos devem tranquilizar os pacientes, dando-lhes certezas, ou se devem torná-los conscientes da aleatoriedade de qualquer decisão.[19] Atualmente, estabeleceu-se o princípio ético e também jurídico de respeitar a autonomia decisória do paciente: o indivíduo tem o direito de receber todas as informações necessárias para tomar uma decisão, e o médico tem a obrigação de fornecê-las. Mas quais informações e quantos detalhes devem ser fornecidos? Todas e a todos? Somente as relevantes ou também as irrelevantes, raríssimas ou improváveis? Quem decide quais são relevantes ou irrelevantes para tornar o paciente protagonista de seu percurso de cura? Como comunicar-lhe? O médico deve expor as alternativas de forma objetiva, dando ao paciente a responsabilidade (muitas vezes, excessiva) de escolher? Ou deve expor apenas a solução que considera mais eficaz, sem permitir que ele decida?

Em muitas circunstâncias, os médicos confundem a necessidade de informar com a renúncia à decisão e deixam o paciente na angustiante condição de ter que decidir qual tratamento prefere. Na verdade, os pacientes não gostam de ter que lidar com o peso de uma decisão e preferem recomendações concordadas que levem em consideração seu ponto de vista (*consultative recommendations*).[20]

De modo geral, considera-se melhor ajudar os pacientes a se confrontarem com a incerteza, em vez de iludi-los com a ideia de que a podem dominar. As teorias cognitivas demonstram que, geralmente, as pessoas não tomam decisões de forma racional, mas adotam diversas estratégias ativadas por um complexo de emoções, vivências, experiências próprias ou alheias.[21] Não foram ainda resolvidos problemas metodológicos (qual é o melhor método para representar a incerteza?), problemas éticos (comunicar a incerteza produz efeitos positivos ou negativos, aumenta ou diminui a autonomia decisória do paciente?) e problemas pragmáticos (é melhor apresentar a incerteza de forma genérica, numérica, gráfica ou verbal?). Realmente, não existe uma regra universal a ser aplicada em cada circunstância, uma vez que cada decisão depende mais do contexto do que do método utilizado na comunicação[22] e deriva da combinação de elementos que caracterizam o paciente, a doença, o médico, o prognóstico, a disponibilidade de alternativas, as circunstâncias em que acontece a consulta, o grau de confiança que se instaura com o médico.

A incerteza cria ansiedade, sobretudo quando se devem tomar decisões que dizem respeito à própria saúde, questões de vida ou morte. Realmente, é necessário levar em consideração fatores imponderáveis, condições clínicas rapidamente variáveis, situações emotivas particulares, condicionamentos pessoais, familiares ou sociais.[23] Não se ajuda os pacientes em sua escolha de tratamento objetivando as informações com números, porcentagens, resultados de pesquisas clínicas. Pelo contrário, o excesso de novas e complexas explicações impõe o risco de confundi-los com dados que tornam a explicação ainda mais ambígua,[24] dificultando, paradoxalmente, uma escolha de fato consciente. A aversão à ambiguidade é muito comum;[25] quando as informações são imprecisas, as pessoas evitam tomar uma decisão e se desanimam.[26] Os médicos, portanto, deveriam aprender a não gerar dúvidas e desconfianças, ponderando as informações com base no desejo de saber do paciente e em suas possibilidades de compreender o que lhe está sendo proposto, de modo a acompanhá-lo neste percurso incerto e cansativo.

CONVIVER COM A INCERTEZA

Alguns pacientes sentem-se seguros quando podem "se colocar nas mãos" de um médico que, autoritariamente, lhes propõe apenas uma solução, na convicção de que ele tem os conhecimentos e a experiência para entender e escolher. Mas essa segurança se choca rapidamente com o parecer de outros médicos, que, com a mesma convicção e firmeza, propõem diagnósticos e tratamentos diversos, justificados por hipóteses e raciocínios lógicos, igualmente bem documentados. A quem dar ouvidos? Ao médico que está tratando do caso, porque tem uma visão geral do estado de saúde do paciente, ao especialista que está focado em resolver o problema daquele órgão específico, ou a outro especialista que dá ênfase aos resultados de uma técnica em que somente ele é perito? Na medicina, o conflito entre certezas cria incômodo, desconfiança e tende a contrapor o médico ignorante que errou ao competente que compreendeu. Ninguém explica aos pacientes que os diferentes diagnósticos e terapias são sempre fruto de um raciocínio que se baseia, inevitavelmente, na incerteza e não na discrepância entre quem está certo e quem está errado. Até porque a prova da precisão da escolha é obtida apenas *a posteriori*, quando se avalia a combinação da decisão inicial com a interferência de fatores acidentais e não previsíveis. Caso se apresentem alternativas de forma categórica, o paciente terá a imagem de uma medicina feita de verdades alternativas e contrapostas. Se alimentarmos a ideia de que há apenas uma escolha certa *a priori*, qualquer resultado desfavorável poderá pressupor um erro.

Em algumas ocasiões, com pacientes internados, ocorreu-me de precisar contradizer conclusões a que eu havia chegado no dia anterior, em decorrência do resultado de um exame, do surgimento de uma febre ou da manifestação de alguma complicação. Nunca senti qualquer constrangimento em negar o que eu havia dito antes; pelo contrário, sempre aproveitei a oportunidade para envolver o paciente no estado de incerteza em que geralmente o médico toma suas decisões, que podem ser substancialmente alteradas pelo surgimento de um novo evento ou apenas por ter reconsiderado um pequeno detalhe. Os pacientes sempre entenderam que a mudança não era fruto de ignorância ou superficialidade, e sim do oposto, da atenção especial dedicada ao caso. A nova conclusão demonstrava que eu não estava congelado em uma hipótese, mas que estava disposto a questionar o que já tinha decidido. Destacando os limites do conhecimento científico e as dificuldades de previsão, sempre incentivei a participação do paciente no difícil processo decisório; isso nunca causou insatisfação, mas, pelo contrário, criou um sentimento de gratidão e respeito.

Os médicos estão conscientes de que suas decisões são aleatórias, mas normalmente não explicam isso aos pacientes, porque temem ser julgados inseguros e pouco competentes, preferindo assumir a postura carismática daquele que indica o caminho certo. É raro que um médico esteja disposto a admitir que desconhece um assunto e que não pode responder de forma documentada a uma questão. Ele prefere dar uma resposta aproximada, parcial, ou prescrever algum exame que o ajude a se orientar, em vez de declarar querer se aprofundar na questão, adiando assim a sua resposta.

Atualmente, os pacientes chegam ao ambulatório com uma bagagem de informações adquirida de colegas, da internet, de parentes e conhecidos, e não estão dispostos a aceitar somente uma solução: estão sobrecarregados de informações, mas são incapazes de utilizá-las.[27] A tarefa dos médicos consiste em ajudá-los a organizar e elaborar todas essas informações, para construir com eles um percurso diagnóstico e terapêutico compartilhado, composto por diversos elementos e variáveis, que se combinam para encontrar a solução plausivelmente mais adequada. Desse modo, evita-se o confronto com verdades contrapostas e a espera somente de resultados positivos. Envolver os pacientes no raciocínio da incerteza do diagnóstico e da terapia é um grande desafio, que ajuda os próprios pacientes a entenderem as dificuldades de nosso trabalho e a compartilharem a imprevisibilidade do resultado final, também determinado por fatores completamente acidentais.

O CÁLCULO DO RISCO

O cálculo do risco é muitas vezes utilizado pelos médicos com o objetivo de envolver o paciente no processo decisório, de fornecer-lhe uma avaliação mais objetiva e de chegar a uma decisão baseada em dados obtidos por meio das pesquisas científicas. Para desenvolver algoritmos de cálculo, são levados em consideração diversos parâmetros extraídos de uma ampla série de casos de pacientes acompanhados por algum tempo; dessa forma, são avaliados o aparecimento de uma determinada doença ou a morte no decurso de uma intervenção cirúrgica. Todavia, essas estimativas têm pouca aplicabilidade para um indivíduo específico, uma vez que o evento (doença ou morte) não acontece de forma probabilística, mas de forma dicotômica:[28] o paciente adoece ou não, tem uma complicação ou não, sobrevive à intervenção ou morre. Podemos estimar quantos casos acontecem, mas não em quais pacientes. A probabilidade, portanto, não deve ser compreendida como uma verdade absoluta, mas como um elemento grosseiro que não prediz o que irá acontecer àquele determinado doente. As estimativas representam médias, enquanto o paciente é um caso único, que não tem apenas necessidade de receber informações, mas de ser envolvido no processo decisório que lhe diz respeito. Os algoritmos servem para dar uma ideia geral do risco, mas, em um cenário de incerteza, as escolhas difíceis serão também guiadas pelas emoções, desejos, medos, expectativas do paciente e pela confiança no médico.

O destino de um indivíduo quase nunca coincide com aquele, em média, obtido pelos pacientes acompanhados em uma pesquisa clínica, por uma miríade de fatores que não conhecemos e que não podemos medir, nem controlar. A natureza irredutível da incerteza põe limite à estimativa de risco, quando se deve tomar uma decisão para um paciente específico, e a complexidade da interação entre as características individuais e as condições da intervenção é tanta que muitíssimos fatores vão além da predição e simplesmente nos escapam.[29] Como resume Iona Heath, médica de clínica geral e ensaísta inglesa:

> A ciência da complexidade demonstra a impossibilidade de prever o comportamento dos sistemas complexos, e o corpo humano é com toda a evidência um sistema desse tipo. Isso significa que cada decisão, cada ação está envolvida em incerteza e dúvida, e, até onde se sabe das normas estatísticas, nunca será possível prever o que irá acontecer a um ser humano específico. A pesquisa da perfeição tem se mostrado inútil e destrutiva.[30]

CAPÍTULO 2

EXPECTATIVAS IRREAIS

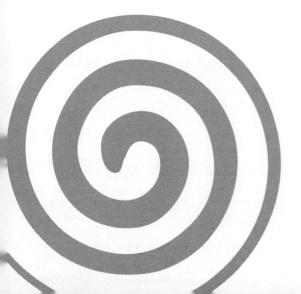

Este é meu primeiro encontro com o senhor Alberto B., que tem 50 anos. É um profissional que desenvolve um trabalho atribulado e estressante, faz algumas viagens durante a semana e tem pouco tempo para atividades físicas. Ele não fuma, sua pressão é normal, mas está levemente acima do peso. Alberto me conta que há um ano acordou com uma desagradável sensação de pressão no peito, que atribuiu a um problema de estômago porque havia comido muito no jantar da noite anterior. Sua esposa, no entanto, pensou que fosse um infarto e chamou o atendimento de emergência. Em poucos minutos, ele chegou a um hospital dotado de laboratório de hemodinâmica e, duas horas depois, estava repousando em uma Unidade Coronariana, tendo passado por uma angioplastia, com a implantação de um *stent*. Ficou internado quatro dias e voltou ao trabalho uma semana após a alta. Nos meses seguintes, Alberto conseguiu reduzir alguns compromissos, encontrou tempo para fazer atividade física e adotou uma dieta vegetariana; de fato, ele havia perdido cinco quilos e sentia-se muito melhor. Um cliente do Alberto B. que tinha sido internado em outro hospital contou-lhe ter recentemente realizado uma coronariografia de controle seis meses após um infarto, como é de praxe naquele Serviço de Cardiologia. Dessa forma, Alberto vem ao ambulatório para que eu lhe prescreva uma coronariografia. Ele acha que "ver" o estado das coronárias é o modo mais eficaz para saber se a intervenção foi bem-sucedida, se há novas lesões com alguma ameaça e se ele pode ficar tranquilo. Entendo sua preocupação, mas acredito que não exista motivo para realizar um exame invasivo; os riscos do procedimento e da exposição aos raios X não justificam a eventual vantagem de descobrir uma obstrução, que não determina uma isquemia no coração.[1] Para maior segurança, verifico as diretrizes da European Society of Cardiology publicadas em 2014,[2] nas quais a afirmação "o controle sistemático, precoce ou tardio após angioplastia não é recomendado" está marcada em vermelho para indicar "que não há provas de que o tratamento seja útil ou eficaz e, em alguns casos, pode ser prejudicial".

Nicoletta B. é minha paciente há muito tempo, tem 62 anos bem conservados, realiza regularmente suas tarefas cotidianas, ocupa-se frequentemente dos dois netos, encontra tempo para fazer longos passeios e, uma vez por ano, faz uma viagem para países exóticos. Quando era criança, diagnosticou-se um sopro no coração e, anos depois, por meio de um ecocardiograma, uma estenose mitral. Desde então, ano após ano, Nicoletta repete o exame para acompanhar a evolução da patologia valvular. Releio as anotações: a ausculta do coração e os relatórios dos ecocardiogramas permaneceram sem variação ao longo do tempo. Nicoletta está bem, não toma medicamentos e não se sente limitada fisicamente. Parece-me que não há motivos para realizar o controle ecocardiográfico anual, uma vez que sua doença está estável há pelo menos trinta anos. Quando lhe apresento essa hipótese, ela me olha um pouco surpresa por ter de abrir mão de um hábito consolidado e tranquilizante. Explico-lhe, porém, que, caso ela venha a piorar, poderá perceber o surgimento de novos sintomas. Ela insiste, afirmando que o exame não é perigoso, não expõe à radiação e não custa nada. Para ela, não custa nada, mas para o Sistema de Saúde custa e, sobretudo, "custa" aos pacientes que precisam realmente realizar o exame e devem esperar meses para conseguir marcá-lo. Ela não está totalmente convencida, mas aceita realizar o próximo controle após três anos.

CHOOSING WISELY

Neste caso, encontrei conforto em uma iniciativa adotada em 2012 nos Estados Unidos a partir da ideia de Howard Brody, professor da Universidade do Texas,[3] segundo a qual toda sociedade deveria identificar e anunciar as práticas diagnósticas e terapêuticas inúteis ou inapropriadas, que expõem os pacientes a riscos não compensados pelos benefícios do procedimento. Com essa iniciativa, afirmava Brody, as sociedades científicas poderiam tornar-se ativas na identificação dos enormes desperdícios, evitando o racionamento econômico do Estado e dos seguros.[4] Na onda dessa inspiração, foi lançado um projeto chamado *Choosing Wisely*,[5] com a colaboração de uma fundação médica, a American Board of Internal Medicine (ABIM), e de uma associação de consumidores (Consumer Reports). Desde então, noventa sociedades científicas aderiram à iniciativa, identificando cinco práticas com maior risco de serem impróprias (*the top 5 list*)[6], e que seus associados devem evitar prescrever aos pacientes. Esse projeto foi lançado na Itália pelo Slow Medicine, um movimento de profissionais da saúde, pacientes e cidadãos que pretende promover uma medicina sóbria, respeitosa e justa, em colaboração com a Altroconsumo, a maior associação italiana de consumidores. Em julho de 2016, aderiram ao projeto 34 sociedades científicas de médicos, farmacêuticos, fisioterapeutas e enfermeiros, que definiram 145 recomendações sobre práticas com risco de serem inapropriadas. Ao contrário das diretrizes, produzidas principalmente para sintetizar os conhecimentos sobre questões específicas, o aspecto inovador do projeto *Choosing Wisely* consiste no envolvimento de cidadãos e pacientes na identificação de procedimentos e tratamentos que não acrescentam valor à saúde por serem prescritos de modo inapropriado.[7]

Quanto ao caso da senhora Nicoletta, a Associazione Nazionale Medici Cardiologi Ospedalieri (ANMCO) (em português, Associação Nacional de Médicos Cardiologistas da Itália) recomenda que os médicos "não peçam ecocardiografia de controle a pacientes com valvulopatia leve-moderada ou com disfunção ventricular esquerda, em ausência de novos sintomas, sinais ou eventos clínicos". De fato, prossegue a nota, "em virtude da lenta evolução das patologias valvulares leves ou moderadas e da inutilidade clínica de reavaliar a função ventricular esquerda em pacientes clinicamente estáveis, a ecocardiografia deveria ser realizada somente na presença de variações do estado clínico".[8]

Alberto e Nicoletta têm expectativas irreais (*wishful thinking*), porque pensam que a resposta objetiva de um exame possa antecipar um diagnóstico, prevenir eventuais danos e encaminhar a uma intervenção específica, eficaz e sem complicações. A realidade não é tão cor-de-rosa. Para retornar ao caso de Alberto, relembro os resultados de uma pesquisa que envolveu mais de 2 mil pacientes acometidos por *angina pectoris*, com sinais de isquemia e lesão coronariana com indicação de angioplastia para dilatação.[9] Os pesquisadores prescreveram a todos os pacientes a melhor terapia disponível, e na metade deles também foi realizada a angioplastia. Após mais de quatro anos, verificaram-se 211 eventos graves no grupo tratado com angioplastia (19%) e 202 no grupo tratado somente com terapia médica (18,5%). O dado foi recentemente confirmado acompanhando-se os pacientes por mais dois anos (mortalidade de 25% no primeiro grupo e 24% no segundo).[10] Resultado surpreendente: realizar angioplastia em pacientes bem tratados com medicamentos não prolonga a vida, nem previne o surgimento de um infarto. Paradoxal? Não, é a simples demonstração de que o determinismo linear (tenho um incômodo – procuro a causa – elimino-a – evito a doença) nem sempre funciona, porque o sintoma nem sempre é causado por aquilo apontado nos exames, mas também por mecanismos não conhecidos e imprevisíveis (quantos milhões de apêndices foram removidos desnecessariamente, justificados somente pela dor no abdômen?); em segundo lugar, porque a remoção da causa não é desprovida de complicações e nem de consequências tardias (a angioplastia provoca uma lesão na coronária, facilitando uma trombose; o *stent* é um material estranho que pode induzir uma reestenose); em terceiro lugar, porque as doenças quase nunca são determinadas por um único fator, o qual, se for eliminado, não garantirá a prevenção da doença; em quarto lugar, porque os sintomas podem regredir de modo espontâneo por uma natural adaptação do organismo a uma situação temporariamente crítica; por fim, porque nossa vida é repleta de imprevistos, que não podem ser predeterminados por meio de análises instrumentais.

Algumas expectativas milagreiras sobre a utilidade das análises e dos tratamentos foram sintetizadas em 1972 por Archibald Cochrane, epidemiologista inglês considerado o precursor da medicina baseada em provas de eficácia:

> a irracional fé dos profanos no poder dos médicos de aliviar os males e de curar depende da possibilidade de o médico diminuir a dor, do efeito do placebo de cada intervenção médica, da tendência de muitíssimas doenças à melhora e à cura espontânea, da condição cultural e social do médico e, por fim, como notou Osler, do fato de que "o desejo de tomar medicamentos é talvez a principal característica que distingue o homem do animal".[11]

Médicos e pacientes estão condicionados a mecanismos psicológicos que induzem a superestimar os efeitos positivos determinados pelas próprias ações e a ampliar a eficácia dos exames e dos medicamentos.[12] Os primeiros são alvejados por propagandas que poluem congressos e revistas científicas; os segundos criam ilusões, alimentadas por jornais, revistas, *sites* e por quem tem interesse no setor.

Como distinguir o conhecimento científico das expectativas dos pacientes? Quais informações devem ser fornecidas aos pacientes para que possam escolher a melhor solução? Hoje em dia, a maior parte dos pacientes prefere participar das decisões,[13] e não há dúvidas de que isso seja eticamente correto,[14] mas frequentemente a informação que a eles chega é inadequada.

INFORMAÇÃO ADULTERADA

Tomemos como exemplo a angioplastia coronariana utilizada para tratar pacientes acometidos por *angina pectoris*. Temos à disposição inúmeros dados sobre a relação entre as informações fornecidas pelos médicos e o conhecimento adquirido pelos pacientes.[15] A literatura científica concorda sobre o fato de que a angioplastia apresenta uma taxa de complicações não irrelevante, reduz os sintomas,[16] mas não o risco de infarto e de morte.[17] E, mesmo assim, a esmagadora maioria dos pacientes considera que a intervenção evita o infarto, prolonga a vida e não tem efeitos indesejáveis.[18] Por exemplo, 75% dos pacientes entrevistados por Holmboe e colaboradores[19] consideravam que a angioplastia teria evitado o infarto; e 71%, que teria reduzido o risco de morte. Na pesquisa conduzida por Rothberg e colaboradores,[20] os médicos expressavam uma opinião de acordo com a literatura, enquanto 75% dos pacientes estavam convencidos de que sem a angioplastia teria ocorrido um infarto em cinco anos, e 88%, de que o procedimento teria reduzido o risco de infarto. Os mesmos resultados foram obtidos com modalidades diferentes por Lee,[21] Kee,[22] Whittle[23] e por uma pesquisa mais recente que envolveu quase mil pacientes de vários hospitais:[24] para 90% dos entrevistados, o benefício esperado da angioplastia consiste no prolongamento da vida, e para 88%, na prevenção de um infarto. Enfim, Ozkan e colaboradores[25] observaram que, após a angioplastia, o percentual de pacientes convencidos da utilidade do procedimento diminuiu drasticamente.

Discrepâncias análogas entre os resultados efetivos das intervenções e as expectativas dos pacientes foram obtidas analisando a percepção dos riscos e dos benefícios do equipamento desfibrilador,[26] das intervenções cardiocirúrgicas,[27] da intervenção por descolamento da retina,[28] da colonoscopia[29] e das intervenções cirúrgicas.[30]

A análise dos vídeos das conversas ocorridas entre um cardiologista e um paciente[31] permitiu coletar informações preciosas, mostrando que o médico induzia, de forma implícita ou explícita, uma interpretação errônea da angioplastia. Apesar de o cardiologista, por vezes, ter enfatizado os benefícios e minimizado os riscos da intervenção nas coronárias, a partir da análise dos vídeos pôde-se observar que o obstáculo principal para uma informação correta derivava dos métodos comunicativos, que impediam a compreensão do paciente e a sua participação na decisão. De fato, em 95% das conversas, o cardiologista não dizia de modo inequívoco que a angioplastia não teria reduzido o risco de morte ou de infarto, nem mesmo que o benefício da redução dos sintomas ter-se-ia anulado após cinco anos. Quando não é explicado claramente que os benefícios são limitados, os pacientes sentem-se autorizados a concluir que a abertura de uma coronária estenótica e a implantação de um *stent* poderão evitar um infarto e prolongar a vida.[32]

INFORMAÇÃO PERCEBIDA

A distorção da percepção dos riscos e benefícios de uma intervenção não depende, no entanto, somente da comunicação apressada e tendenciosa,[33] mas também de uma série de condições psicológicas[34] que influenciam a vida cotidiana, sobretudo quando é necessário tomar decisões delicadas que dizem respeito à própria saúde.[35] Antes de mais nada, a dissonância cognitiva desempenha um papel determinante, pois é uma condição comum, em que se enfatizam inconscientemente as vantagens de uma decisão, evitando-se o desconforto de viver uma dissonância entre a própria escolha e as consequências. Os pacientes que concordam com a angioplastia descartam inconscientemente todas as informações que a caracterizam como inútil ou arriscada, para evitar a angústia de submeter-se a uma intervenção considerada supérflua. Em segundo lugar, a teoria da convicção cultural do risco explica que, sobre questões puramente científicas (o perigo do aquecimento do planeta, a eficácia das vacinações, a segurança das centrais nucleares, o risco das culturas OGM – organismos geneticamente modificados), a opinião pessoal se forma mais por uma atitude psicológica fiel aos próprios valores do que com base em dados cientificamente comprovados.[36]

Em outras palavras, procuram-se informações que coincidam com a própria tese para reforçá-la.

Entende-se, portanto, que a listagem de estatísticas e probabilidades, frequentemente utilizada pelos médicos para "ajudar" os pacientes a escolher, tende a confundir mais do que a explicar. O uso dos números objetiva a comunicação, mas exclui o componente emotivo de ambos, impedindo que o paciente exponha livremente as próprias dúvidas e angústias ("ele já me explicou tudo, o que posso ainda perguntar?") e obstando uma relação de confiança que deveria, porém, constituir a base de um profícuo encontro terapêutico. "Adentrar na descrição dos dados estatísticos com os pacientes é como dar água salgada a uma pessoa com sede", conta Paul Kalanithi, graduado em Filosofia da Ciência que decidiu se tornar médico neurocirurgião para aprofundar o laço entre cérebro e consciência. Aos 36 anos, no final dos duríssimos anos de especialização, pronto para entrar na carreira acadêmica, Paul descobre que tem um tumor no pulmão em fase avançada: "Eu tinha atravessado a linha que separa um médico de um paciente e também fui invadido pelo imenso desejo de conhecer meu prognóstico".[37] Mas a oncologia se recusa explicitamente a fornecer qualquer previsão. "Àquela altura", conta no extraordinário livro que escreveu ao reavaliar sua vida quando estava próximo à morte, "eu já tinha aprendido algumas regras fundamentais. Antes de tudo, as estatísticas detalhadas funcionam bem em aulas de pesquisa, mas não em quartos de hospital".[38]

ENTRE O SABER E O FAZER

Os médicos utilizam as mesmas fontes de informação e sabem o que é aconselhado pela literatura científica, mas tomam decisões distintas para cada paciente. Por exemplo, o percentual de angioplastias varia amplamente entre diversos hospitais[39] independentemente das diferenças epidemiológicas, da gravidade da doença ou das preferências dos pacientes.[40] A prescrição de uma angioplastia pode realmente ser influenciada pelos costumes do hospital, pela familiaridade com a metodologia, pela disponibilidade de aparelhos adequados, pela relevância de experiências positivas ou negativas precedentes, pela ideia de que seja melhor prescrever algo (*do something bias*), pelo entusiasmo com um tratamento que se mostrou eficaz por puro acaso (*therapeutic illusion*),[41] pela convicção de que aconselhar um diferente estilo de vida seja ineficiente, pela consideração ética de não omitir um procedimento que poderia se revelar posteriormente necessário, pelo condicionamento a interesses diretos (econômicos) ou indiretos (as empresas de saúde recompensam pelo número de procedimentos realizados e não pela qualidade e adequação)[42] e, por fim, pela preocupação de que uma discussão aberta sobre os riscos de um procedimento possa suscitar uma excessiva inquietação[43] e de que possa induzir o paciente a recusar uma intervenção indispensável (efeito *nocebo*).[44]

FORMAR PARA INFORMAR

Uma vez documentada a carência comunicativa e constatada a insatisfatória informação que os pacientes recebem e compreendem, torna-se claro que existem amplas oportunidades para melhorar o processo e a qualidade da aprovação que os pacientes devem fornecer antes de se submeterem a uma intervenção. Falamos do assim chamado consentimento informado, um ato crucial para criar a consciência dos riscos e dos benefícios de um procedimento, mas que, frequentemente, se limita a um processo burocrático: assinar um papel em que estão listados todos os possíveis riscos do procedimento, para evitar eventuais contestações do paciente não satisfeito com as possíveis complicações.

Inúmeras pesquisas demonstram que, se os pacientes são envolvidos no processo decisório, reduz-se o número de procedimentos médicos com graves consequências, melhora-se a satisfação com os tratamentos[45] e diminuem os riscos de desforras judiciais.[46] Mesmo para pacientes com um tumor em fase avançada, a possibilidade de avaliar com o médico responsável as oportunidades terapêuticas e as expectativas de vida faz reduzir o pedido por procedimentos e tratamentos; durante as últimas fases da vida, 60% dos pacientes consideram que não foram levadas em consideração as próprias preferências terapêuticas.[47] Como contraprova, aqueles que desfrutam de tratamentos muito caros nas últimas semanas têm uma pior qualidade de morte.[48]

Infelizmente, não há cursos universitários e cursos de atualização para ensinar aos médicos técnicas de comunicação e também para envolver os pacientes nas decisões.[49] Todo médico é orientado pelo exemplo dos mais velhos, pelo humor de um momento particular, pela relação mais ou menos empática que lhe suscita aquele determinado paciente. Hoje em dia, a tarefa torna-se eticamente ainda mais árdua, porque o médico está condicionado a prescrever excessivamente em virtude do desejo do paciente de saber sempre mais sobre sua saúde e pelo próprio medo de negligenciar uma hipótese diagnóstica, mas esquece as boas intenções de prescrever de forma apropriada.[50] Todo médico cria algumas estratégias comunicativas que, geralmente, funcionam, mas às vezes podem gerar incompreensões e dificuldades, porque os pacientes, as situações e as condições emocionais são diferentes. Os médicos estão acostumados a enfrentar emergências clínicas específicas (uma dor estranha, uma hemorragia imprevista, o percurso anômalo de um vaso, uma insuficiência cardíaca aguda), mas não estão preparados para encarar situações emocionais diversas, arriscando-se assim a comprometer um resultado satisfatório no plano técnico com um desastre emocional.

Em condições agudas, a decisão de submeter o paciente a um procedimento é determinada pela urgência clínica, e a informação geralmente é fornecida no sentido de colocá-lo a par da necessidade do tratamento. Quando o paciente, porém, apresenta-se com uma doença estável e de evolução mais lenta, como se deve enfrentar o problema?

ELIMINAR A FIBRILAÇÃO ATRIAL

Alfonso P. tem 63 anos e cedeu aos filhos a direção da pequena empresa que fundou. Ele continua a ir todos os dias ao escritório, acompanha alguns processos e dá um valioso suporte aos filhos. Aos domingos, faz calmamente excursões às montanhas. Um ano atrás, durante um passeio, sentiu uma dificuldade incomum de respirar e desistiu de chegar ao seu destino. Em uma consulta posterior, foi-lhe detectada uma fibrilação atrial. Alfonso iniciou a via-sacra de um longo tratamento: primeiramente com a terapia anticoagulante por um mês, em seguida sendo internado por um dia para submeter--se à cardioversão elétrica. Após um mês, a fibrilação atrial reapareceu e uma nova cardioversão elétrica foi marcada, associando-se um medicamento antiarrítmico para facilitar a manutenção do ritmo sinusal. Mesmo após a segunda intervenção, seu coração manteve o ritmo sinusal somente por algumas semanas.

Por meio da internet, Alfonso inteira-se da existência de um tratamento (ablação) que resolve para sempre o problema; ele vem ao ambulatório para marcar a internação, convencido de que a intervenção eliminará definitivamente a fibrilação atrial, sem correr qualquer risco.

Atualmente, sente-se bem porque seu organismo se acostumou ao ritmo anômalo, retomou os passeios nas montanhas enfrentando desafios menores, mas não se sente limitado em comparação a seus amigos alpinistas. Neste caso, a intervenção seria justificada?

A ablação da fibrilação atrial é um procedimento complexo que exige três dias de internação. Um cateter é introduzido através da veia femoral para chegar ao coração, onde serão efetuadas centenas de pequenas cauterizações na parede do átrio esquerdo, com risco de complicações entre 5 e 7%.[51] Em uma revisão dos artigos até agora publicados, consta que, após uma única ablação, permanecem em ritmo sinusal 42% dos pacientes com fibrilação atrial crônica, percentual que pode atingir 80% ao se realizarem múltiplos procedimentos.[52] Em mais de dez anos, essa intervenção já foi realizada em milhares de pacientes, mas ainda não se sabe se reduz a mortalidade em relação a não fazer nada ou em relação a manter o ritmo sinusal com medicamentos administrados por via oral.

Um dos motivos do insucesso da ablação e dos tratamentos farmacológicos para conservar o ritmo sinusal está relacionado ao fato de que a fibrilação atrial é a consequência de outros problemas de coração, em certas ocasiões evidentes e em outras ignorados. Pensar que a retirada da fibrilação atrial resolve a doença é simplismo. É como abaixar a febre com um antipirético e se iludir pensando ter resolvido a pneumonia que provocou o aumento febril. A estratégia de forçar a manutenção do ritmo sinusal com medicamentos não oferece vantagens quanto ao controle dos sintomas, deixando o paciente em fibrilação atrial.[53] Por outro lado, demonstrou-se que o excessivo consumo de álcool[54] e a obesidade[55] facilitam o surgimento da fibrilação atrial; que a melhora da qualidade de vida (reduzindo as condições de estresse e o peso corpóreo)[56] e um adequado condicionamento físico diminuem a probabilidade de ocorrência.[57]

Um cardiologista, antes de propor a ablação, deveria procurar entender como o paciente vive, dorme, alimenta-se, se é estressado e se pratica atividade física, para então decidir se é possível agir sobre as condições que favorecem o surgimento da fibrilação. A ablação é, aliás, muito útil em pacientes que têm episódios paroxísticos e se queixam de sintomas limitantes, mas pouco vantajosa para aqueles, como Alfonso, que representam a esmagadora maioria dos pacientes com fibrilação atrial em evolução crônica.

AGREDIR UM SINTOMA

Giacomo Cardaci é um jovem que, de vez em quando, sente que seu coração vai sair pela boca. Quando chega ao pronto-socorro, o incômodo já passou, os médicos explicam que ele está estressado em virtude da preparação para os exames universitários e mandam-no para casa. Cardaci conta no livro La formula chimica del dolore*[58] que, após algumas passagens infrutíferas pelo hospital, finalmente foi descoberta a causa de seus sintomas. Tratava-se de uma fibrilação atrial (FA):

> [...] as taquicardias que me perseguiam há mais de sete meses não estavam em nada relacionadas ao meu caráter hipersensível, mas a algo que ele chamava FA. [...] Soltei um longo suspiro de alívio. Eu estava muito feliz porque finalmente tinha sido descoberta a verdadeira causa daquele meu incômodo [...] Alguns meses depois, eu estava deitado na mesa de operação cercado por máquinas futuristas, quatro telas ultraplanas e uns dez médicos prontos para eliminar o sintoma que fazia o coração galopar a duzentos e quarenta batimentos por minuto por tantos meses [...] os médicos empurraram as sondas, mas os tubos simplesmente não queriam entrar. O cirurgião foi forçado a suspender a operação. Ele pretendia me mandar para casa e investigar o assunto na semana seguinte. Minha mãe insistiu que uma tomografia axial computadorizada (TAC) fosse feita imediatamente. Nas imagens do peito, aparecia o espetáculo de uma enorme massa tumoral com cerca de doze centímetros de diâmetro, que esmagava o átrio esquerdo do coração e o pericárdio, já tão fino quanto uma lâmina quase invisível.

---

*   N. T.: Não há publicação em português.

O problema de Giacomo não era fibrilação atrial, mas um linfoma de Hodgkin, que, ao comprimir o coração, provocava a arritmia. Cardaci pergunta-se:

Por que a medicina é assim tão cega? A resposta poderia ser que, ao focalizar o detalhe de um quadro, perde-se de vista a beleza do conjunto da obra: o nariz para o otorrino, a pele para o dermatologista, o resfriado para o virologista, mas estou convencido de que a verdadeira resposta não seja essa ou não somente essa. A verdadeira resposta é que, muitas vezes, a medicina, mais do que cega, é muda. Já perdi as contas, mas acho que em vinte e três anos lidei com pelo menos uns setenta médicos, todos determinados a me salvar: do arritmologista ao radioterapeuta, da psicóloga ao oncologista, do otorrino ao urologista, sem esquecer os cardiologistas, hematologistas, virologistas e, no entanto, acredito ter falado somente por uns cinco minutos com uma dúzia desses médicos.

Isso nos faz pensar que não precisamos de mais médicos para utilizar novas tecnologias, mas de médicos que saibam conversar com os pacientes, avaliar o sintoma no contexto de suas vidas, ajudar a escolher a melhor solução, estabelecer se as expectativas alimentadas pelas inovações são realistas, superar a ansiedade de querer intervir toda vez que se deparam com algo anômalo.

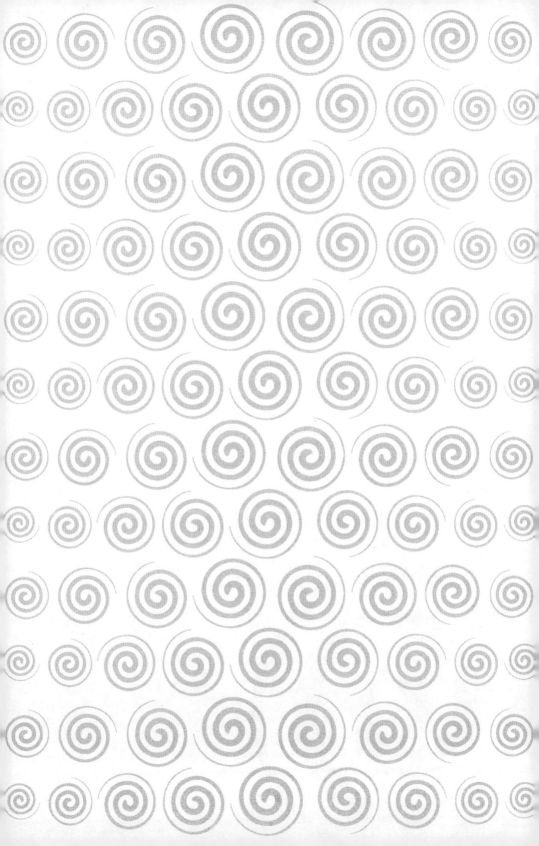

CAPÍTULO 3

TRATAR OU NÃO TRATAR

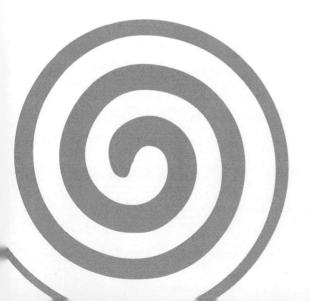

Dois escritores, Philip Roth e Etgar Keret, contam cada qual a história do próprio pai, ambos com mais de 80 anos quando um tumor é descoberto.

PHILIP ROTH

Herman Roth é o pai do escritor americano. Nesse caso, podemos escrever seu sobrenome sem nos limitar à vogal inicial, porque a história de sua doença e das escolhas terapêuticas foi contada com paixão pelo filho Philip no romance *Patrimônio* (Companhia das Letras, 2017). A história começa no momento em que uma paralisia do nervo facial revela a presença do tumor na base do cérebro de Herman. Dois neurocirurgiões, consultados independentemente, aconselham uma longa intervenção, de 8 a 10 horas, com êxito imprevisível.

> [...] seria necessário trabalhar numa área onde todas as artérias e nervos se aglomeram – "terreno traiçoeiro", segundo o médico. "O senhor está me dizendo que é impossível?", perguntei. "De forma alguma", retrucou bruscamente, como se eu houvesse impugnado sua maestria. "Claro que pode ser feito. [...]." Explicou que setenta e cinco por cento dos pacientes operados sobreviviam e acusavam melhora, dez por cento morriam na mesa de cirurgia e outros quinze por cento morriam pouco após a intervenção ou ficavam em situação pior. "Se ele sobreviver", perguntei, "como será a convalescença?" "Difícil. Vai ficar numa clínica para convalescentes durante um mês – talvez dois ou três meses." "Quer dizer, um inferno." "É duro", ele disse, "mas, se nada for feito, pode ser pior." Meu pai olhou para ele e disse: "Bom, doutor, tem uma porção de gente esperando por mim do outro lado".[*]

---

[*] N. T.: Todas as citações foram extraídas da tradução da obra em português, uma vez que o original não era em língua italiana: ROTH, Philip. *Patrimônio*. São Paulo: Companhia das Letras, 2017.

Enquanto Philip saía do consultório,

o médico se voltou para fazer uma observação em tom gentil. "Sr. Roth, quando alguma coisa acontecer, pode ser tarde demais para ajudá-lo."

Ele conseguiu encaixar essa resposta sem pestanejar, numa reação melhor que a minha. De oito a dez horas, depois de cinco a seis dias. O que valeria a pena depois disso? Após a infância pobre e a educação limitada, após o fracasso da sapataria e do negócio de comida congelada, após a luta para alcançar uma posição de gerência [...], após a morte prematura de tantas pessoas amadas [...], após tudo que ele havia enfrentado e superado sem amargura, sem desânimo ou desespero, será que oito a dez horas de cirurgia no cérebro não era pedir demais? Será que não existe um limite? [...] A resposta é sim, sim, definitivamente, sim à milésima potência; isso era pedir demais. [...] Para "não existe um limite?", a resposta todavia é não.

Philip também reflete sobre a experiência do avô, que ficou paralisado por um acidente vascular cerebral no início da década de 1940, e seu pai, quando envelheceu, disse-lhe muitas vezes: "Não quero ir como ele foi. Não quero ficar jogado numa cama daquele jeito. Esse é o meu maior medo". A biópsia diagnóstica havia provocado por vários dias uma profunda prostração, e Philip decidiu poupar o pai da intervenção. "Transcorreu quase um ano antes que, de repente, ele começasse a perder o equilíbrio". Um ano sereno (quatro meses na Flórida), sem pensar no tumor que estava crescendo dentro do cérebro:

Ele associou essas dificuldades a um resfriado mal curado. Agora vem a cobrança, pensei, as consequências de haver decidido contra a cirurgia. "Está começando a ficar terrível", eu disse a meu irmão, embora nas semanas seguintes nós dois tenhamos deixado papai culpar o resfriado por seus novos problemas.

Quando as condições se agravam e a respiração se torna mais difícil, os filhos o levam para o hospital, mas decidem não autorizar a alimentação artificial ou a assistência respiratória.

Tive de continuar sentado lá por um longo tempo antes de chegar o mais perto dele que pude e, com os lábios quase tocando seu rosto encovado e arruinado, finalmente encontrar forças para sussurrar: "Papai, vou ter que deixar você ir embora". Ele já estava inconsciente havia horas e era incapaz de me ouvir, mas, em choque, aturdido, chorando, repeti aquilo muitas e muitas vezes até eu mesmo acreditar no que dizia.

ETGAR KERET

O escritor israelense Etgar Keret, em um dos contos de *Sete anos bons* (2015), descreve sobre como chegou à decisão de submeter o pai a uma intervenção cirúrgica destrutiva.

Alguns dias antes, os médicos de meu pai falaram a mim e a meus pais que o câncer na base de sua língua voltara e que a única maneira de combatê-lo era remover a língua e a laringe. A oncologista não recomendava a cirurgia, mas meu pai a queria. "Na minha idade", disse ele, "só preciso de meu coração e dos olhos para desfrutar de ver meus netos crescerem." Quando saímos do quarto, a médica cochichou comigo: "Converse com ele". Ela evidentemente não conhecia o meu pai.[**]
Etgar reflete:

_____

[**] N. T.: Todas as citações foram extraídas da tradução da obra em português, uma vez que o original não era em língua italiana: KERET, Etgar. Sete anos bons. Rio de Janeiro: Rocco, 2015.

Tenho um bom pai. Tenho sorte, eu sei. Nem todos têm um bom pai. [...] Meu pai tinha câncer em fase avançada na base da língua. Do tipo do qual você não se recupera. O câncer visitou meu pai alguns anos antes. Os médicos na época foram otimistas e ele de fato o venceu. Os médicos disseram que desta vez havia várias opções. Poderíamos não fazer nada e meu pai morreria dali a algumas semanas. Ele poderia fazer quimioterapia e, se funcionasse, teria mais alguns meses. Poderia fazer radioterapia, mas as possibilidades eram de que fizesse mais mal do que ajudasse. Ou eles podiam operar e remover sua língua e a laringe. Era uma cirurgia complicada que levaria mais de dez horas. Por causa da idade avançada de meu pai, os médicos não acreditavam que fosse uma opção viável. Mas meu pai gostou da ideia. "Na minha idade, não preciso mais de língua, só dos olhos e de um coração que bata", disse à jovem oncologista. "O pior que pode acontecer é que, em vez de dizer como você é bonita, vou ter de escrever." A médica ficou vermelha. "Não é só a fala, é o trauma da cirurgia", ela explicou. "É o sofrimento e a reabilitação, se o senhor sobreviver. Seria um golpe enorme em sua qualidade de vida." "Adoro a vida", meu pai abriu seu sorriso obstinado. "Se a qualidade é boa, então ótimo. Se não, então não é. Não sou seletivo". No táxi, na volta do hospital, meu pai segurou minha mão como se eu tivesse 5 anos de novo e estivéssemos para atravessar uma rua movimentada. Falava com animação das várias opções de tratamento, como um empresário que discute novas oportunidades de negócios. Meu pai é um homem de negócios. Não é um magnata em um terno, só um cara comum que gosta de comprar e vender e, se não pode comprar ou vender, se dispõe a alugar ou arrendar. [...] "Estamos vivendo uma situação ideal", disse ele, inteiramente sério, enquanto acariciava minha mão. "Adoro tomar decisões quando as coisas estão no fundo do poço. E a situação agora é uma *porqueira* tão grande que só posso sair no lucro: com a quimioterapia, morrerei em breve; com a radioterapia, terei gangrena no maxilar; e todo mundo tem certeza de que eu não sobreviveria à cirurgia porque tenho 84 anos. Sabe quantos lotes de terra comprei desse jeito? Quando o dono não queria vender e eu não tinha um centavo no bolso?" O táxi já havia chegado ao prédio de meus pais e, quando saímos, meu pai ainda segurava minha mão. "É exatamente assim que gosto de tomar decisões, quando não há nada a perder e tudo a ganhar", repetiu [...]. Quiçá desta vez também a vida e meu pai nos surpreendam com outro acordo inesperado.

CASOS EMBLEMÁTICOS

Dois casos emblemáticos que estão relacionados com uma decisão dramática: submeter um pai de 86 anos a uma arriscada intervenção cirúrgica no cérebro, e remover a língua e a laringe de um pai de 84 anos: ambos autônomos e em ótimas condições físicas. Cedo ou tarde cada um de nós se verá obrigado a enfrentar decisões desse gênero na relação com amigos ou parentes a que estamos ligados afetivamente, sem poder saber *a priori* quais serão as consequências de uma ou de outra decisão, e sem poder saber *a posteriori* se a alternativa teria sido melhor. Desde o diagnóstico, Herman passa um ano sereno, depois de ter operado a catarata, o único incômodo do qual se queixava era não poder ler. Suas últimas semanas de vida foram dolorosas e difíceis; mas, se ele tivesse se submetido à intervenção, como teriam sido seus últimos dias? Paradoxalmente, o pai de Philip não foi operado apesar de os cirurgiões terem aconselhado a intervenção, e o pai de Keret queria a intervenção ainda que tivesse sido dissuadido. O que teria sido melhor? Herman ter sido operado e o pai de Etgar não? Não podemos sabê-lo, mas, sobretudo, não podemos estabelecer regras absolutas. Essas duas histórias nos mostram que muitos elementos e nuances estão envolvidos na tomada de decisões delicadas. Duas pessoas idosas prontas e determinadas: uma, a não prolongar a vida com limitações físicas; a outra, a prolongá-la a qualquer custo.

Nesses dois casos, os médicos também não souberam envolver o paciente e seus parentes no processo decisório, mas apresentaram percentuais de sobrevivência e uma única solução, abandonando-os diante de uma escolha totalmente aleatória e dramática.

AS ALTERNATIVAS

A escolha entre duas ou mais alternativas é sempre incerta. Por meio da literatura científica, é possível saber aproximadamente qual é a mais válida, mas, muitas vezes, as diferenças entre duas estratégias são pequenas ou até mesmo irrelevantes. Tomemos como exemplo um paciente com doença coronariana avançada, para o qual é necessário decidir entre a angioplastia com implantação de um *stent* farmacológico ou a cirurgia com *bypass*. A partir da análise de dados das pesquisas,[1] verifica-se que, trinta dias após a intervenção, a mortalidade dos pacientes submetidos à angioplastia é menor em relação à mortalidade daqueles operados, mas se revela análoga após três anos; os primeiros têm menor probabilidade de ter acidente vascular cerebral, mas maior probabilidade de ter um segundo infarto e de precisar submeter-se a uma segunda angioplastia. Como fazer a melhor escolha entre angioplastia e intervenção cirúrgica?

Antes de tudo, um tratamento oferece vantagens e desvantagens em relação ao outro; em segundo lugar, as diferenças, mesmo marcadas por certa margem de aleatoriedade, são modestas: a probabilidade de ter um infarto é de 1,9% ao ano após a angioplastia e de 1,1% após o *bypass*; a probabilidade de ter um acidente vascular cerebral é respectivamente 0,7 e 1% ao ano. Isso significa que, em cada mil pacientes tratados com angioplastia, 19 terão um infarto e 7, um acidente vascular cerebral; e com o *bypass*, 11 terão um infarto e 10, um AVC. Essas diferenças são numericamente inconsistentes e têm um significado isolado se referidas a populações inteiras, mas não oferecem qualquer utilidade decisória a um paciente que precisa escolher nas mãos de quem ele entregará sua saúde. Em geral, a angioplastia resolve o problema mais rapidamente, mas com maior probabilidade de que se reapresente; com a cirurgia, o risco inicial é maior, mas o resultado, mais definitivo. O ideal seria expor ao paciente as alternativas como substancialmente equivalentes, para que ele pudesse expressar suas esperanças e seus medos, de forma que o médico também pudesse entender se está diante de uma pessoa que prefere agredir os problemas (como o pai de Etgar Keret, que seria definido pelos psicólogos como *risk-taking*) ou afastá-los (como o pai de Philip Roth, definido como *risk-averse*). No primeiro caso, pode-se encaminhar o paciente para a cirurgia; no segundo, para a angioplastia. "Cada paciente tem um nível de risco que está disposto a aceitar e uma condição peculiar que determina os benefícios e os riscos de uma intervenção", comenta um cientista ambientalista aos 70 anos, após ser internado por um infarto.[2]

Normalmente, mesmo diante de duas alternativas caracterizadas por mínimas diferenças de sucesso, os médicos tendem a propor uma única opção, aquela que, em média, é a mais favorável, e floreiam a informação com percentuais para mostrar os fundamentos do próprio conselho, sem perceber que os pacientes não se interessam por dados numéricos. Seria melhor se acompanhassem a decisão, tentando ajudar a juntar as inúmeras peças, sempre muito pessoais, que caracterizam toda escolha complexa. O médico, de depositário da verdade, deve-se transformar em uma espécie de mediador emocional. "Mas um médico pode realmente ser neutro em relação à escolha a ser feita?", pergunta-se Sylvie Ménard, uma pesquisadora no campo da oncologia, que conta sua vida após o surgimento de um mieloma múltiplo e a longa série de exames, angústias, consultas, hospitalizações, expectativas, ciclos de quimioterapia, esperanças.[3] Ao vestir um pijama em vez do avental de médico, ela tem tempo para refletir sobre a condição de doente:

O médico tem quase sempre uma opinião precisa sobre o que considera ser melhor para o doente, opinião que transmite nas palavras e nos argumentos que usa [...]. O médico deve estar apto a explicar-lhe o risco que corre ao não se tratar, mas sem chegar ao ponto de tomar a decisão *pelo* paciente. Um diálogo deste tipo, para que termine em uma escolha ponderada e compartilhada, demanda tempo, serenidade, tranquilidade, respeito e confiança recíprocos.

E conclui em tom amargo: "são conclusões raras, talvez inexistentes na cotidianidade dos hospitais italianos".

A RENÚNCIA

Um termo pouco usado na medicina é "renúncia", que na acepção comum tem conotação negativa, como se a missão de cada homem fosse ir sempre adiante, até o esgotamento, até a morte. Renúncia é sinônimo de abandono, abdicação, abstenção, queda, concessão, jejum, frieza, desistência, humilhação, privação, rendição, recusa, retirada, sacrifício, liquidação. Geralmente, renuncia-se a momentos divertidos, prazerosos, invejáveis: a uma boa ocasião, à carne, à carreira, a uma recompensa, a um direito, a uma herança, à imunidade, a um concurso, a uma competição, a um curso universitário, a uma tarefa, aos prazeres, a um prêmio, a uma prerrogativa, a uma promoção, aos próprios bens, à transferência, à vingança. "Renúncia: o heroísmo da mediocridade" é um dos aforismos da escritora, poetisa e feminista Natalie Clifford Barney. E, no entanto, a renúncia pode ser conveniente e um ato de coragem.

Pensando bem, a renúncia é uma escolha em que nos privamos de uma coisa em troca de outra: renuncia-se a alcançar o topo para não arriscar a vida, renuncia-se à carreira para dedicar tempo à família, renuncia-se a uma herança para evitar conflitos dolorosos com os irmãos. Nós, médicos, somos culturalmente condicionados pelo imperativo moral de fazer todo o possível pelo paciente, de não nos rendermos. Muitas vezes, nosso empenho tenaz é indispensável. Por seu lado, os pacientes esperam que não haja qualquer descuido em todas as tentativas para chegar ao diagnóstico e ao tratamento da doença. A medicina, no entanto, está evoluindo rapidamente; se o imperativo do médico e o desejo do paciente eram realistas algumas décadas atrás, agora, com o progresso das tecnologias e das terapias, fazer "todo o possível" pode ser imprudente, e as "tentativas para chegar ao diagnóstico" se transformam em um mecanismo perigoso. Não nos encontramos aptos a prever o futuro e a estabelecer se o exame que estamos para prescrever esclarecerá a dúvida, garantindo um tratamento resolutivo; se identificará uma patologia imprevisível, permitindo um tratamento precoce; ou se somente evidenciará uma anomalia irrelevante, que muitas vezes é origem de investigações inúteis e tratamentos prejudiciais. Nem sempre o êxito será a resposta para nossas expectativas; portanto, será necessário colocar sobre os pratos da balança decisória não somente os resultados favoráveis, mas também os desfavoráveis. E não é suficiente. Precisamos também ponderar os valores e os desejos do paciente: um estado de ansiedade mais ou menos intenso, uma percepção dos sintomas mais ou menos invalidante, um maior medo de tratar em relação a não tratar (ou vice-versa), condições de vida mais ou menos satisfatórias, um apego à duração mais do que à qualidade de vida (ou vice-versa), ligações afetivas mais ou menos envolventes, projetos que impelem à realização. Herman Roth achava que tinha uma porção de gente esperando por ele no outro lado; o pai de Etgar Keret queria ver o neto crescer o máximo de tempo possível. Duas perspectivas opostas que conduzem a escolhas opostas, ambas contra o parecer dos médicos. Se um paciente renuncia a um tratamento, a uma intervenção cirúrgica ou a uma quimioterapia, devemos obrigatoriamente considerá-lo um depressivo que precisa de tratamento, um tolo que precisa de ajuda para refletir, um ignorante, um medroso que deve ser encorajado ou talvez um desinformado que deve ser instruído? Ou, pelo contrário, devemos considerá-lo uma pessoa que acredita na solução alternativa como sendo a mais conveniente?

Muitas vezes, os médicos são estimulados a refletir sobre questões éticas de fronteira (o nascimento e a morte), mas raramente sobre questões de ética do cotidiano, como aquelas enfrentadas pelas famílias Roth e Keret, que dizem respeito à escolha do percurso terapêutico. Não existem diretrizes, metodologias consolidadas, pontos de referência. Navega-se sem instrumentos, confiando somente na própria intuição, na própria experiência, na prática, pensando que é sempre melhor fazer algo. Geralmente, percebemos que não damos apoio ao paciente e aos familiares em um momento delicado de suas vidas e os abandonamos exatamente nesse momento de necessidade.

ESPERA VIGILANTE

Não faz parte da formação do médico e da mentalidade do paciente a ideia de que se possa esperar, de que se possa adiar uma investigação diagnóstica ou o início de um tratamento, para observar como evoluem os sintomas. Um pouco pelo medo de eventuais complicações, um pouco pela pressa em curar. Por esses motivos, há alguns anos vem ganhando força o conceito de espera vigilante (*watchful waiting*), definido pelo National Cancer Institute dos Estados Unidos como:

a observação das condições do paciente antes de iniciar um tratamento até o aparecimento ou a modificação dos sintomas. A espera vigilante é válida quando as condições clínicas evoluem lentamente, podem se revolver espontaneamente ou quando o risco de um tratamento pode exceder os benefícios.

Esse comportamento já é aconselhado em casos de uma estenose mitral,[4] uma insuficiência aórtica,[5] um aneurisma da aorta abdominal,[6] um tumor prostático localizado[7] – e por esse motivo cada vez mais pacientes adiam a intervenção –,[8] fenômenos de depressão,[9] uma otite média,[10] uma hérnia inguinal[11] (mesmo sem um consenso entre os especialistas[12]), um carcinoma ductal de mama:[13] situações nas quais se podem evitar os efeitos indesejados dos tratamentos excessivamente precoces, sem comprometer a saúde do paciente.

Os médicos, no entanto, não dispõem de instrumentos conceituais adequados para abordar esse desafio e preferem prescrever um exame ou um medicamento a mais para não se arrependerem de alguma negligência; e os pacientes, por sua vez, não dispõem de informações adequadas para entender que, sob certas condições, a espera pode ser uma vantagem.

UMA RENÚNCIA SÁBIA

Em 30 de dezembro de 2009, Gersh e McLeod, cardiologistas da Mayo Clinic,[14] descrevem o caso de um homem de negócios de 44 anos, sedentário e ligeiramente acima do peso, que se queixa de uma dor no tórax e falta de ar. O eletrocardiograma de esforço sugere a presença de uma isquemia miocárdica; a cintilografia com tálio confirma uma ampla área isquêmica na parede anterior e apical do coração; a coronariografia registra a obstrução crítica de uma coronária. O Dr. Gersh, como acredito que a grande maioria dos cardiologistas também faria, propõe-lhe uma angioplastia coronariana. O paciente recusa a intervenção, inicia um programa regular de atividades físicas e adota uma dieta sem gorduras que lhe permite reduzir o peso. Por quatorze anos, não apresenta qualquer sintoma. Quando a cintilografia mostra outra área isquêmica, e a coronariografia, uma nova lesão, o paciente aceita realizar a intervenção.

UMA RENÚNCIA PERIGOSA

Luigi F. é um senhor de 84 anos, diabético, com insuficiência renal, internado na unidade coronariana por um episódio de insuficiência cardíaca. As investigações acusam uma grave insuficiência mitral, conhecida há vários anos, e uma grave disfunção da contratilidade do coração, com piora recente. Oito anos antes, o paciente tinha sido internado e lhe foi proposta uma intervenção cirúrgica para a substituição da válvula. Como não apresentava sintomas incapacitantes, Luigi preferiu renunciar à intervenção. Nesta ocasião, no entanto, ele está mal, percebe que já não tem mais possibilidade de se recuperar e pede para ser operado. O cirurgião cardíaco tenta desencorajá-lo e explica que a intervenção tem um risco elevado. O paciente insiste, comentando: "Não posso continuar assim, ou vai, ou racha". Alguns dias depois, é submetido à intervenção, mas Luigi não se recupera e morre na unidade de terapia intensiva após 42 dias.

A primeira história nos permite, em retrospectiva, considerar sábia a decisão do paciente: de fato, era improvável que ele melhorasse se tivesse feito a angioplastia quatorze anos antes. A segunda história, no entanto, alça uma questão que, com o prolongamento da vida, enfrentamos sempre com mais frequência: um paciente nega o consentimento a uma intervenção quando ainda está relativamente bem e as probabilidades de sucesso são elevadas, e a exige quando está mal, mas o risco da intervenção já a tornou proibitiva por piora das condições gerais. O cirurgião cardíaco tinha quase certeza de que era melhor evitar a intervenção, mas não podia excluir a possibilidade de salvar o paciente. Mostrou-lhe a possibilidade de renunciar, mas se rendeu à sua determinação de arriscar tudo. Em ambos os casos, só posteriormente tivemos a evidência da melhor ou da pior escolha. No momento da decisão, no entanto, faltando dados que nos indiquem qual será a solução ideal para aquele determinado paciente, podemos somente nos guiar pela média dos pacientes em casos similares. Todavia, ninguém é uma pessoa média e seu destino pode divergir daquele mais provável.

STEVE JOBS E TIZIANO TERZANI***

Nas histórias dos pacientes, alternam-se renúncias vantajosas e renúncias perdedoras, decisões propícias e decisões deploráveis, mas, sobretudo, escolhas que não conhecemos, nem podemos julgar. Quando precisamos decidir a estratégia mais apropriada, nem o médico, nem o paciente sabem qual será a melhor opção.

Um tumor não fica mais claro a posteriori[15] foi o título de um artigo publicado no *New York Times* sobre as escolhas feitas por Steve Jobs, fundador da Apple, que optou por não tratar um tumor no pâncreas. O artigo começava com uma pergunta: "Steve Jobs era um cara inteligente que tomou uma decisão estúpida quando se tratava de sua saúde?" O médico responsável, Dr. Ornish, tinha aconselhado a Jobs a cirurgia:

Steve era uma pessoa muito ponderada. Para decidir se e quando fazer uma grande cirurgia, ele passou alguns meses consultando uma série de médicos e cientistas em todo o mundo, assim como sua excelente equipe de médicos. Foi uma decisão sua. Esse tipo de cirurgia é muito arriscado e não pode ser considerado com ligeireza. Ele fez a cirurgia quando decidiu que era o momento oportuno. Ninguém poderia ter feito uma escolha com maior conhecimento de causa. Ninguém pode dizer o que teria acontecido se ele tivesse feito a cirurgia antes, e se teria feito alguma diferença, pela possibilidade de já haver micrometástases.

*** N. T.: Jornalista e escritor italiano (Florença, 1938 – Pistoia, 2004).

A história pessoal de Tiziano Terzani é muito conhecida em razão do livro que conta sua vida e da decisão de não iniciar o segundo ciclo de tratamentos agressivos diante da recidiva do tumor no intestino, tratado no primeiro diagnóstico em um dos melhores centros oncológicos do mundo: o Memorial Sloan Kettering Cancer Center de Nova York. Terzani, em vez disso, iniciou uma viagem admirável – que, em seu livro *Un altro giro di giostra* (Longanesi, 2004), descreve ironicamente, mas sem o julgamento cético dos ocidentais – pelos remédios da *ayurveda*, tibetanos, pelo *qigong*, *reiki*, *yoga*. Em seguida, decidiu enfrentar um período de recolhimento nas montanhas do Himalaia para encontrar a harmonia com o universo e consigo mesmo, o que lhe permitiu acolher serenamente a morte em um pequeno eremitério (um *gompa* tibetano), construído no jardim de sua casa em Orsigna, nos Apeninos tosco-emilianos. Se Terzani tivesse se submetido a um segundo ciclo de quimioterapia, teria vivido mais? Provavelmente, sim. Teria vivido melhor? É quase certo que não, trancado em um quarto anônimo de hospital sem poder viajar para vasculhar e descrever o universo das medicinas orientais. Não teria encontrado a quietude que desejava para se preparar para sua última viagem.

TRATAMENTOS INEFICAZES

Em geral, considera-se que intervir seja sempre melhor, sobretudo quando a decisão se fundamenta em resultados de uma pesquisa clínica em que foi comprovada a eficácia do tratamento. Esse é o princípio que está por trás da medicina baseada em evidências (*evidence-based medicine* – EBM). Se uma terapia demonstra reduzir o número de internações, de óbitos, será prescrita a todos os pacientes que têm aquela doença. Esse é o paradigma de uma visão reducionista e científica da medicina.

Não se levam em conta, porém, alguns aspectos: quase metade das pesquisas com resultados favoráveis a um tratamento é contestada ou desmentida por uma pesquisa posterior.[16] Em segundo lugar, os benefícios obtidos em pesquisas são maiores do que os alcançados na prática cotidiana. Quando comparados à população que utilizará um medicamento, os pacientes que participam de uma pesquisa são mais jovens, predominantemente do sexo masculino, têm estado menos grave, têm menos doenças concomitantes, são acompanhados escrupulosamente por um longo período e são motivados a tomar regularmente os medicamentos.[17] Em terceiro lugar, um tratamento em média eficaz pode não ser em um paciente que possui todas as características para responder positivamente; há sempre uma cota de imponderabilidade. Em quarto lugar, muitas doenças tendem a se autolimitar e a se curar com o tempo, e o organismo tende a se adaptar, tornando qualquer tratamento desnecessário. A confiança na medicina científica é abalada quando é necessário sair de discussões acadêmicas para refletir sobre o tratamento de um paciente específico.

Até uma década atrás, os diretores das revistas científicas privilegiavam a publicação de pesquisas em que era comprovada a eficácia de um novo exame ou de um novo tratamento (*positive result bias*), consideradas mais úteis, mais interessantes ou mais lidas. Muitos pesquisadores começaram a criticar essa prática, que condicionava o conhecimento científico ao favorecimento das novidades. Ultimamente, as revistas abriram espaço também às pesquisas com resultados negativos; dessa forma, pôde-se descobrir que inúmeros tratamentos e exames, que já entraram na prática cotidiana com base em resultados preliminares e no excesso de confiança em experiências pessoais (*overconfidence in personal beliefs*), resultaram ineficazes após serem avaliados com metodologias rigorosas.[18] Para continuar no âmbito da cardiologia,[19] foi comprovado que, em pacientes com *angina pectoris* e uma lesão coronariana, nem a angioplastia,[20] nem a implantação de *stent*[21] oferecem mais vantagens que a terapia médica; nos pacientes com infarto agudo, a angioplastia coronariana com implantação de *stent* não melhora a sobrevida em comparação à realização de angioplastia apenas;[22] nos pacientes com uma dor torácica, a realização de uma tomografia axial computadorizada (TAC) de coronárias não reduz, mas aumenta o número de coronariografias e de intervenções;[23] nos pacientes com fibrilação atrial, a recuperação e a manutenção do ritmo sinusal não é eficaz,[24] nem mesmo quando a arritmia aparece após uma intervenção cirúrgica cardíaca;[25] a denervação da artéria renal não reduz de modo substancial a pressão arterial,[26] nem reduz a incidência de eventos mais graves;[27] a ultrafiltração é menos eficaz e provoca mais efeitos indesejados do que a terapia diurética;[28] a implantação do balão de contrapulsação intra-aórtico nos infartos complicados não melhora a sobrevida;[29] a inserção de um cateter na artéria pulmonar para tratar pacientes com insuficiência cardíaca cria mais riscos do que benefícios;[30] o número de infartos não é menor em pacientes tratados nos centros em que são efetuados muitos exames diagnósticos;[31] o fechamento percutâneo do forame oval em pacientes com acidente vascular cerebral não afasta o aparecimento de um segundo episódio;[32] a adição de albumina em pacientes com choque séptico não melhora a sobrevida.[33]

A falta de um benefício não significa, no entanto, que essa terapia ou aquela metodologia sejam inúteis, até porque os resultados obtidos nessas pesquisas estão condicionados ao tipo e à heterogeneidade dos pacientes escolhidos, à duração do *follow-up*, ao número de pessoas acompanhadas durante a pesquisa, à escolha do grupo controle, a como é administrado o tratamento. Contudo, elas informam que vários procedimentos utilizados rotineiramente não são tão eficazes como sugerem as demonstrações preliminares, e que, antes de introduzir na prática clínica um instrumento diagnóstico ou terapêutico, dever-se-ia aguardar o êxito de investigações sérias e bem conduzidas.

TRATAR-SE OU NÃO

A natureza humana é variada e os médicos deveriam se aproximar do doente sem preconceitos, mas com a intenção de ajudar a enfrentar uma passagem angustiante da existência, como o aparecimento de uma doença. Frequentemente é errado ser renunciante e, para nossa sorte, a medicina moderna dispõe de instrumentos formidáveis para estudar o corpo humano e para tratá-lo. Todos nós estamos nos beneficiando desses progressos. A potência, porém, pode fazer mal quando se transforma em onipotência, quando não se impõem limites ou quando, para o bem do paciente, se adota uma estratégia terapêutica sem levar em conta os desejos daquele que irá submeter-se aos tratamentos. Precisamos pensar em uma medicina sustentável no âmbito individual, que garanta um percurso diagnóstico e terapêutico compartilhado com base em sólidos conhecimentos científicos, mas também com base nos valores e nas expectativas da pessoa doente.

Quando um paciente manifesta o desejo de renunciar a um tratamento ou a um exame, muitas vezes médicos e parentes interpretam a decisão como falta de coragem e fazem tudo para dissuadi-lo, e certamente evitariam tentar convencê-lo a não realizar uma intervenção ou a não se submeter a um exame. É constante assistir a colóquios em que médicos e parentes insistem em operar ou submeter a tratamentos invasivos pacientes muito idosos, fartos de longos dias de internação, desorientados por um ambiente estranho, preocupados com o risco de morrer longe dos familiares, cansados de combater. No entanto, se não oferecemos ao paciente a alternativa do "não tratar" como escolha possível, como podemos esperar que, mesmo a desejando, ele possa ter condições de expressá-la? A questão não se refere ao que se diz, mas sobretudo ao como se diz, como se enfatizam as vantagens e se minimizam os inconvenientes da intervenção, como se induzem sentimentos de culpa no doente e nos parentes sobre a decisão do "não fazer".

O equilíbrio entre obstinação e abandono é delicado. Enfim, os médicos deveriam assimilar o conceito de que renunciar nem sempre é um mal; em muitos casos, pode até mesmo ser uma escolha conveniente para determinada pessoa. Desse modo, é possível restituir um significado mais humano a uma decisão crucial. Uma renúncia pode ser uma escolha positiva, consciente e digna. Talvez, a única aceitável para aquele paciente.

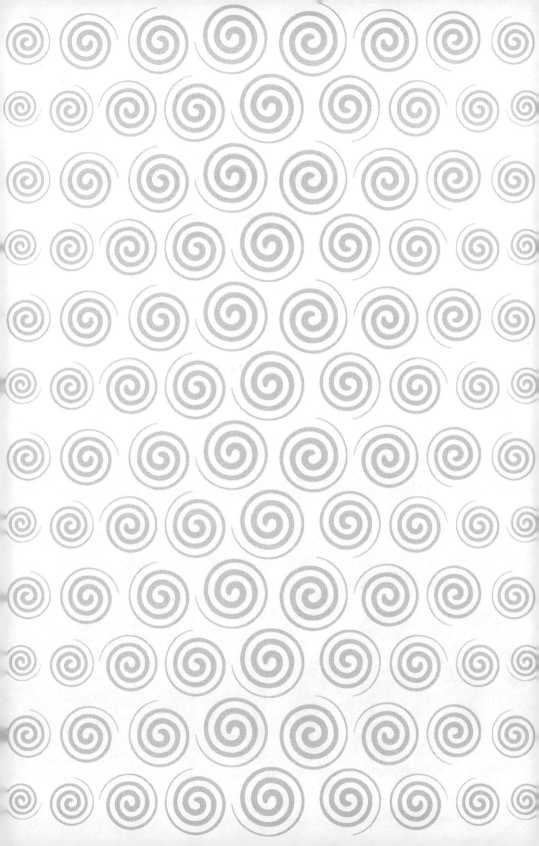

CAPÍTULO 4

RASTREAMENTOS ÚTEIS E INÚTEIS

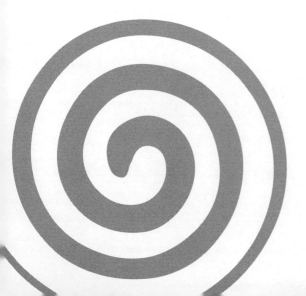

Desde 1980, a Coreia do Sul instituiu um sistema nacional de saúde que investe muitos recursos em tecnologia, a ponto de se tornar o quinto país no mundo em número de aparelhos de tomografia computadorizada e o quarto em aparelhos de ressonância magnética por milhão de habitantes. Em 1999, o governo lançou uma campanha de rastreamento (*screening*) de tumor da tireoide. Ao longo dos anos, o número de diagnósticos aumentou de quatro tumores por 100 mil habitantes em 1993 para 70 em 2011,[1] ano em que o tumor foi diagnosticado em 40 mil pessoas. Durante esse período, a mortalidade por tumores de tireoide não mudou apesar de as pessoas com tumores terem sido operadas. Na verdade, observou-se que a quase totalidade dos tumores diagnosticados era do tipo papilífero (conhece-se sua benignidade desde os anos 1950) e que um quarto dos operados tinha um diâmetro inferior a 0,5 cm (dimensão insuficiente para levar à intervenção, segundo as indicações das sociedades científicas). O resultado é que milhares de pessoas foram operadas de um tumor inócuo e de pequenas proporções, o que as condicionou ao início de uma terapia substitutiva com hormônio tireoidiano, que deve ser tomado pelo resto da vida e necessita de controle periódico para avaliação da dosagem. O mesmo fenômeno foi observado nos Estados Unidos[2] e em todo o mundo,[3] quando se verificou um aumento dos diagnósticos que não correspondia à redução da mortalidade causada por esse tumor e que provocou um alarme generalizado.

NEM TODOS OS TUMORES SÃO IGUAIS

As palavras "câncer" e "tumor" evocam o espectro da morte inexorável e iminente. Quando uma pessoa lê essas palavras em um relatório, ela não ficará tranquila até que "aquela coisa" tenha sido removida ou reduzida, com um intenso bombardeamento de quimioterapia ou de radiações. Qualquer efeito indesejado é melhor do que deixar aquele "monstro" crescer. Por sorte, nem todos os tumores são letais; a maioria dos que são identificados por rastreamento não o são ou se desenvolvem lentamente (os tumores indolentes)[4] e permanecem no organismo um longo tempo antes de manifestar sintomas.[5] Algumas alterações morfológicas são definidas como "tumores" ou como "pré-cancerígenas" e, por isso, são associadas à ideia de mortalidade elevada, mesmo que sejam de natureza não agressiva. Um grupo de pesquisadores, de fato, constatou que, quando era utilizado o termo "câncer", ou o termo "lesão tecidual" para indicar um carcinoma ductal não invasivo (condição, como veremos mais adiante, de agressividade dúbia e para a qual não há consenso de indicação de mastectomia), no primeiro grupo 47% das mulheres preferiam a intervenção cirúrgica, e no segundo grupo, 34%.[6] Muitas vezes, o diagnóstico precoce causa preocupações com décadas de antecipação; se uma lesão não provocar problemas por cerca de 20 anos, realmente não há motivos para detectá-la com antecedência.[7] Por isso, alguns pesquisadores apresentaram a proposta de reservar os termos "tumor" e "câncer" somente para as lesões que, se não forem tratadas adequadamente, podem progredir em curto prazo até causar a morte do paciente.[8]

Até mesmo a eficácia do rastreamento depende da velocidade de desenvolvimento do tumor: para os progressivos (como o tumor do cólon e do colo do útero), o rastreamento é eficaz; para aqueles de evolução rápida, é pouco vantajoso, porque são sempre descobertos tarde demais; e é ineficaz e prejudicial para os tumores indolentes, porque, ao detectar lesões inofensivas, induz ao excesso de diagnósticos, de tratamentos e ao desperdício de recursos.

RASTREAMENTO (*SCREENING*)

A grande virada da medicina aconteceu entre os séculos XIX e XX, quando a atenção se deslocou da doença compreendida como percepção subjetiva de que algo está errado (*illness*) para a doença avaliada objetivamente como uma anormalidade funcional ou estrutural (*disease*) – aquilo que Cavicchi e Numico definem como o "cânone da medicina científica".[9] Foi uma mudança de paradigmas: a avaliação dos sintomas foi substituída pelos exames, e o tratamento das doenças foi associado à pesquisa de alterações em fase precoce com os rastreamentos.[10]

O artigo do professor Peter Gøtzsche, de Copenhague, publicado no *British Medical Journal* em 9 de junho de 2014,[11] apresenta a seguinte reflexão:

> Já que levamos nossos carros periodicamente ao mecânico para fazer uma revisão, por que não deveríamos fazer o mesmo com o nosso corpo, para encontrar e tratar alguma anomalia antes que nos provoque sérios problemas? Um raciocínio óbvio. Todavia, o corpo humano não é um automóvel e, ao contrário dos automóveis, está apto a controlar ou curar espontaneamente certas anomalias.

O método de rastreamentos consiste em submeter pessoas sadias a um exame, no intuito de mostrar a presença de uma doença antes que provoque manifestações clínicas. Dessa forma, pode-se iniciar um tratamento que evitará o surgimento de sintomas e complicações. A ideia é sugestiva, sem dúvida, mas é também simplista demais para desafiar a complexidade biológica da interação entre o organismo e as doenças. Essa imagem idílica é sustentada por alguns fatos: os rastreamentos podem identificar casos inaparentes de outro modo não detectáveis; algumas pessoas foram salvas por um tratamento precoce; alguns dados estatísticos são utilizados para mostrar que os rastreamentos reduzem a mortalidade. Muitos líderes de opinião elogiam a superioridade da prevenção, mas inúmeros *sites* na internet enaltecem os rastreamentos citando dados inconsistentes ou incorretos.[12]

Muitas vezes, o rastreamento só permite antecipar o diagnóstico e, se o tratamento sucessivo é ineficaz, ele dá a ilusão de que a sobrevida foi prolongada (*lead time bias*).[13] O fenômeno foi revelado em 1985 por Alvan Feinstein[14] – professor da Universidade de Yale, fundador da epidemiologia clínica e estudioso sensível das diferenças entre populações e indivíduos –, que o definiu como "o fenômeno de Willie Rogers". O motivo pelo qual os diagnósticos precoces dos tumores dão a ilusão de um prolongamento da sobrevida é bem explicado por Giovanni Galvagno, um escrupuloso gerontologista de Cuneo:[15]

> Imaginemos um grupo de pacientes diagnosticados com câncer aos 67 anos, quando começaram a apresentar sintomas, e que morrerão aos 70 anos; cada paciente sobreviverá apenas três anos desde o momento do diagnóstico. Imaginemos ainda que o mesmo grupo de pacientes seja submetido a um rastreamento, em que o câncer seja detectado aos 60 anos, antes de apresentar sintomas, e em que, da mesma forma, os pacientes morrerão aos 70 anos.

Do ponto de vista estatístico, trata-se de um sucesso estrondoso: cinco anos depois do diagnóstico, esses pacientes ainda estão vivos, ao passo que os que não foram submetidos ao rastreamento, cinco anos após o diagnóstico, estão todos mortos. Na verdade, a duração da vida é idêntica nos dois grupos.

As pesquisas científicas, de fato, questionam se os rastreamentos são sempre vantajosos, porque podem promover o tratamento precoce para algumas pessoas, mas podem igualmente causar danos a outras.[16] Quando se colocam nos pratos da balança os riscos e os benefícios, descobre-se que, raramente, ela pende para o lado das vantagens. E, mesmo assim, os médicos consideram que a melhora da sobrevida e o aumento de diagnósticos de tumor dependem da eficácia dos rastreamentos (*screening*),[17] e os pacientes subestimam os possíveis inconvenientes de um programa de rastreamento por falta de informação adequada.[18] A desinformação, infelizmente, acontece desde o início, quando os resultados das pesquisas são mostrados nos artigos científicos e nos congressos. É, portanto, compreensível que as notícias manipuladas na fonte influenciem, em efeito cascata, o conhecimento de médicos, pacientes e cidadãos e reforcem o conceito de que os rastreamentos são sempre eficazes.[19] Uma pesquisa feita por um grupo de pesquisadores da Universidade de Michigan e publicada no *Journal of the National Cancer Institute*[20] evidencia que, nos rastreamentos propostos para a prevenção do tumor de mama, de próstata, no cólon, no colo do útero e de pulmão, 69% das 55 recomendações fornecem informações incompletas ou não equilibradas entre os riscos e os benefícios, minimizando os primeiros e favorecendo os segundos.

Para quem queira se aprofundar nesses conceitos e tenha medo de enfrentar um complicado tratado de estatística, é possível encontrar informações em um curioso e rigoroso *graphic novel*, que mistura histórias sentimentais do Dr. G. com a avaliação da eficácia dos rastreamentos. Entre devaneios e análises de alguns famosos casos jurídicos, ele explica como o uso correto da estatística permite calcular tanto a probabilidade de que ocorra um evento clínico quanto a da inocência de um suspeito.[21]

CHECK-UP

Uma subcategoria de rastreamento é constituída pelos *check-ups*, uma série de exames que são feitos periodicamente para saber se algo está errado; alguns são obrigatórios por lei para determinadas categorias de trabalhadores. Com frequência, são os próprios pacientes que pedem ao médico para realizar um *check-up* e, em muitos casos, entidades privadas (na internet, encontram-se muitas ofertas) propõem pacotes de exames variados a preços irrisórios. Não existe nenhuma prova de que combinações de exames ofereçam alguma vantagem. Os *check-ups* são rentáveis porque podem desencadear uma série de novos exames de controle; Gilbert Welch os compara com aqueles "produtos que são vendidos nos supermercados a preço baixo para estimular a venda de outros produtos mais lucrativos".[22] Da mesma forma, podem tornar-se rentáveis os "dias de prevenção" de uma determinada doença, quando especialistas fornecem consultas gratuitas com a boa intenção de descobrir uma doença que ainda não se manifestou ou para dar bons conselhos de boa saúde, mas, muitas vezes, as consultas acabam em considerações vagamente alarmantes e em conselhos para a realização de outros exames ou para o início de alguma terapia.

Nenhuma das seis pesquisas conduzidas entre 1963 e 1999 para avaliar a utilidade dos *check-ups* conseguiu demonstrar que uma bateria de exames reduza o aparecimento de doenças cardiovasculares ou a incidência de mortes.[23] Recentemente, foi realizada uma pesquisa na Dinamarca, em que mais de 60 mil cidadãos nascidos entre 1939 e 1970 foram divididos em dois grupos. Os pacientes de um grupo foram convidados a participar, quatro vezes por ano, de uma consulta que consistia em um *check-up* e em conselhos para modificar estilos de vida insalubres. Após dez anos, o número de doenças cardíacas, de acidentes vasculares cerebrais e de mortes foi idêntico entre os dois grupos.[24] Os autores recomendam, portanto, aos médicos e aos sistemas de saúde que evitem a indicação de programas de *check-up*.

Em geral, é melhor desconfiar de quem propõe *check-up* a pessoas que estão bem, não apenas porque são inúteis, mas, sobretudo, porque podem provocar a síndrome de Ulisses (veremos a seguir), ao darem início a uma série de exames aconselhados para reavaliar um anterior; muitas vezes, trata-se de uma forma de agarrar e fidelizar um novo cliente, despertando nele o medo.

RASTREAMENTOS: ÚTEIS OU INÚTEIS?

O conceito de que somente pouquíssimos rastreamentos são úteis contradiz a opinião comum e, portanto, precisa ser explicado. Primeiramente, a maior parte dos rastreamentos identifica poucos tumores letais e muitos inofensivos, como no caso da tireoide e da próstata,[25] e expõe inúmeras pessoas a inúteis procedimentos invasivos (biópsias) para confirmar o diagnóstico e a terapias cirúrgicas para efeito de precaução. Por exemplo, a identificação de uma dosagem elevada de PSA (*prostate-specific antigen*) no sangue ocasiona a realização de uma série de biópsias, com sua carga de complicações. Levando em conta que nos Estados Unidos é executado um milhão de biópsias de próstata a cada ano,[26] o número de pessoas que sofrem efeitos negativos é elevado e é similar ao número de pessoas que obtêm benefício com o diagnóstico precoce.[27] Igualmente, em pacientes submetidos à radioterapia, a incidência de tumores na bexiga, no cólon e no reto aumenta.[28] Há alguns anos, o Dr. Richard Ablin, inventor do exame de PSA, em um artigo publicado pelo *New York Times*, declarou:

> A maior parte dos tumores de próstata cresce lentamente. Em outras palavras, os homens que tiverem a sorte de envelhecer têm mais probabilidade de morrer *com* um tumor de próstata do que *de* um tumor de próstata. Nunca imaginei que minha descoberta de quarenta anos atrás provocaria tamanho desastre para a saúde pública. A comunidade médica deveria enfrentar a realidade e parar de usar o PSA de modo inadequado. Desse modo, poderiam ser economizados bilhões de dólares e se preservariam bilhões de homens de tratamentos debilitantes desnecessários.[29]

Em segundo lugar, qualquer exame fornece uma cota de resultados errados ou imprecisos. Se o resultado for incorretamente normal (falso negativo), não nos preocupamos, mas o diagnóstico será adiado; se, ao contrário, for incorretamente anômalo (falso positivo), deverá ser reavaliado.[30] Os exames instrumentais [radiografias, tomografias computadorizadas (TAC), ressonâncias magnéticas, ecografias, Doppler] também mostram anomalias que não têm qualquer significado patológico.[31] Esses achados ocasionais são chamados no jargão médico de incidentalomas (em decorrência da adoção imprópria do termo em inglês *incidental*, que seria melhor traduzido como *casualoma*: anomalia encontrada por acaso) e exigem outros exames e, às vezes, submeter, por precaução, uma pessoa a uma intervenção cirúrgica.[32] Mesmo o exame de controle tem certo grau de falácia e poderá evidenciar outra coisa, e o paciente será forçado a investigar outra hipotética patologia ou a iniciar um tratamento. Exames e terapias serão úteis caso se encontre algo grave, porém inúteis e prejudiciais se o que existe é algo irrelevante. Assim, terá início uma longa viagem de exames prescritos somente para controlar aqueles prescritos anteriormente: a chamada síndrome de Ulisses.[33] O herói grego chegou em Ítaca são e salvo após vinte anos. Todavia, muitas pessoas, no final da viagem diagnóstica, sofrerão consequências mais ou menos invalidantes. Quanto maior for o percentual de falsos positivos identificados com o rastreamento, maior será o número de pessoas sadias submetidas ao risco de procedimentos inúteis.

Em terceiro lugar, os tratamentos realizados para eliminar um suposto tumor são marcados por um risco de complicações e de morte ligado à própria intervenção: as pessoas com tumor de próstata, além das complicações operatórias, correm um elevado risco de infarto e de suicídio no primeiro ano após a intervenção;[34] as pessoas operadas de um aneurisma da aorta abdominal em fase inicial correm um risco de danos invalidantes ou fatais que excede o risco de ruptura se não forem operadas. A cada mil pessoas submetidas ao rastreamento de aneurisma da aorta, 18 terão um diagnóstico desnecessário, e, mesmo assim, quatro serão operadas, com risco de mortalidade entre 3 e 5% durante a intervenção e de complicações pós-operatórias (infarto, insuficiência renal, isquemia espinhal, infecção da prótese) de 35%.[35]

Muitos dados foram acumulados ao longo dos anos sobre a utilidade do rastreamento para o carcinoma de mama e é possível obter informações preciosas sobre seus efeitos colaterais e sobre o percentual de mulheres que não deveriam tê-lo realizado. Entre as mulheres que se submetem a uma mamografia, 19[36] a 30%[37] obtêm um diagnóstico indevidamente alarmante, e quase a metade receberá um falso diagnóstico no arco de dez anos,[38] o que implica a repetição de exames de controle,[39] ansiedade e estresse desnecessários[40] e um percentual de biópsias supérfluas, que varia entre 7 e 10%.[41] Sabe-se que 99% das mulheres com mamografia positiva serão submetidas à intervenção cirúrgica; 70%, à radioterapia e terapia hormonal adjuvante; e 25%, à quimioterapia, ainda que, para um quarto dessas pessoas, o benefício do tratamento seja provavelmente nulo.[42] Visto que quanto mais controles se realizam, mais aumenta a probabilidade de deparar-se com um falso positivo, a US Preventive Services Task Force, em 2009, recomendou a realização de mamografia a cada um ou dois anos após os quarenta anos e a cada dois anos após os cinquenta;[43] a American Cancer Society atualizou as indicações de rastreamento, reduzindo a frequência das mamografias após os cinquenta e cinco anos,[44] e o sistema de saúde suíço não recomenda mais mamografias periódicas.[45]

Por esses motivos, Angela Raffle e Muir Gray, em seu recente livro *Screening. Evidence and practice*,[46] afirmam que "todos os rastreamentos provocam algum dano; alguns podem até fazer bem, mas alguns destes fazem mais bem do que mal a um custo razoável".

Quando pararmos de nos maravilhar com o número de diagnósticos precoces realizados, com o número de pessoas operadas, com o número de "tumores" removidos, e quisermos avaliar as vantagens obtidas por uma inteira população submetida a rastreamentos, perceberemos o abismo que existe entre realidade e expectativas.

MORTALIDADE ESPECÍFICA OU TOTAL

A ilusão de que os rastreamentos sejam vantajosos é também sustentada pelo equívoco de avaliar os resultados das pesquisas como redução da mortalidade específica (causada pelo tumor que se pretende evitar) e não da mortalidade total. A redução da mortalidade específica leva em consideração somente as pessoas identificadas durante um rastreamento, estimando quantas mortes por tumor a menos acontecem em relação às pessoas que não passaram pelo mesmo processo. Um rastreamento é eficiente se reduzir a mortalidade específica. A redução da mortalidade total, no entanto, leva em consideração também as pessoas mortas em decorrência do rastreamento (por biópsias, por sequelas da quimioterapia ou da radioterapia, por intervenção cirúrgica) e as pessoas que teriam morrido por outros motivos independentemente do rastreamento. Um rastreamento é eficaz se reduzir o número total de mortes no grupo de pessoas que a ele se submete em comparação com quem não o faz.

Saber se é mais útil avaliar a mortalidade específica ou a total é uma questão amplamente debatida na literatura científica. Definir quais pacientes morreram por causa do tumor às vezes é aleatório e nem sempre confiável, por dois motivos. Primeiramente, é sempre difícil estabelecer qual é a verdadeira causa da morte. Imaginemos um paciente que, após ter sido tratado com sucesso de um tumor no pulmão, sofra um dano no coração provocado pela quimioterapia ou pela radioterapia e morra por insuficiência cardíaca: a morte será atribuída à insuficiência e não ao tumor. Em segundo lugar, as pessoas podem morrer por outras causas totalmente independentes ao longo dos anos. Imaginemos um paciente que, apesar dos tratamentos, tenha uma recidiva com metástases e morra em um acidente de carro. A morte seria atribuída a "outra causa", mesmo que tivesse morrido pelo tumor pouco tempo depois. Classificando a primeira como morte de origem cardíaca e a segunda como acidental, os dois casos serão eliminados da contagem das pessoas mortas por causa do tumor. Se a redução de mortalidade específica entre as pessoas submetidas a rastreamentos for elevada, pequenos erros de atribuição das mortes são irrelevantes, mas atribuir a causa da morte a um motivo ou a outro pode fazer diferença quando as variações entre os grupos em comparação são muito pequenas. A avaliação da mortalidade total é, portanto, mais confiável, mais precisa, não manipulável e leva em conta também as consequências fatais dos tratamentos.

William Black, radiologista da Geisel School of Medicine da Dartmouth College, em New Hampshire, ao analisar doze pesquisas de pacientes seguidos ou não por um rastreamento, comparou os dados relacionados à mortalidade específica e à mortalidade total;[47] em sete pesquisas, os dois dados de mortalidade eram discrepantes, seja porque a redução da mortalidade específica não correspondia a uma redução da mortalidade total, seja porque a mortalidade total mostrou-se muito mais elevada no grupo controle. Do mesmo modo, um grupo de pesquisadores de Stanford considerou 39 rastreamentos conduzidos para prevenir o surgimento de 19 doenças de alta mortalidade. Para quatro rastreamentos (Doppler para avaliação de aneurisma da aorta abdominal em homens, mamografia para tumor de mama, pesquisa de sangue oculto nas fezes e colonoscopia para câncer colorretal), o risco de morrer por causa da doença foi menor naqueles que se submeteram periodicamente ao exame, mas nem mesmo para estes rastreamentos foi possível mostrar uma redução da mortalidade total.[48]

É razoável, portanto, propor rastreamento a uma população inteira quando se tem comprovação de que as pessoas submetidas a controles periódicos vivem mais tempo do que aquelas que não o fizeram. Antes de iniciar um programa de rastreamento, visto que são envolvidas pessoas sadias, seria necessário dispor de provas convincentes sobre a inocuidade dos exames e dos sucessivos tratamentos. Não é suficiente contentar-se com a hipótese de que prevenir é melhor do que remediar.[49]

O PARADOXO DA POPULARIDADE

O exemplo do tumor de tireoide ilustra perfeitamente um fenômeno definido por Raffle e Gray como paradoxo da popularidade (*popularity paradox*): quanto menos confiável for um exame de rastreamento, mais popular ele se torna. Vejamos como: os exames pouco precisos produzem uma elevada taxa de falsos positivos porque identificam tumores indolentes que não teriam causado transtornos. Desse modo, cria-se uma legião de pessoas sadias às quais é dito que elas têm um tumor e, ao sujeitá-las a um tratamento, alimenta-se a convicção de tê-las salvo. Quanto mais falsos positivos existirem, mais serão os milagres. Milhares de coreanos saudáveis foram privados da tireoide, transformados em doentes crônicos e, certamente, estão satisfeitos por terem realizado o rastreamento e terem "evitado" o tumor.

Para estabelecer se um exame de rastreamento é útil, inútil ou prejudicial, é necessário conduzir uma pesquisa e acompanhar por anos um grupo de pessoas que realizam os exames (com todas as consequências de controles e tratamentos sucessivos) e outro grupo que não. Tudo isso foi feito para o rastreamento do carcinoma de próstata, seguindo quase 80 mil pessoas por dez anos. No grupo submetido ao rastreamento, foi identificado um número maior de tumores (1,16% no grupo de rastreamento e 0,9% no grupo controle: três tumores a mais a cada mil pessoas submetidas ao rastreamento), mas a sobrevida manteve-se semelhante (0,017% no grupo de rastreamento e 0,02% no grupo controle: três mortes a menos após dez anos a cada 10 mil pessoas).[50] Esses dados foram substancialmente confirmados, seguindo-se as mesmas pessoas por outros três anos.[51] A partir da publicação desses resultados, a avidez por submeter todos os homens ao controle periódico de PSA foi redimensionada.

Na expectativa de que cada exame de rastreamento possa fornecer resultados confiáveis desse tipo, podemos mais ou menos avaliar sua eficiência comparando o aumento dos diagnósticos com a variação da mortalidade. Um rastreamento é útil quando o aumento do número de diagnósticos corresponde a uma redução da mortalidade por aquela patologia; isso significa que foram identificados casos que, se não diagnosticados e tratados, teriam levado os indivíduos à morte. No entanto, o rastreamento é inútil quando revela patologias irrelevantes: a mortalidade não varia mesmo quando os "tumores" são descobertos e tratados. E o rastreamento é inclusive prejudicial quando o aumento dos diagnósticos não corresponde a uma redução da mortalidade específica, mesmo após a adoção de um tratamento considerado eficaz; isso significa desencadear uma série de investigações e de tratamentos que provocam mais mortes do que aquelas que se esperava evitar com a identificação e o tratamento precoce do tumor.

CÂNCER DE MAMA

No dia 12 de outubro de 2015, foi publicada na capa da revista *Time* a fotografia de uma mulher de lado que cobre pudicamente o seio, com o título: "E se eu decidir simplesmente não fazer nada?". O artigo principal da revista – "Por que os médicos estão repensando o tratamento do câncer de mama?" – conta a história de Desirée Basila, uma das tantas mulheres que foram diagnosticadas com carcinoma ductal *in situ* por meio da mamografia. Quando Desirée recebe o relatório com o diagnóstico, é tomada pelo pânico, "como se 10 mil tijolos tivessem esmagado meu peito". O primeiro cirurgião consultado lhe propôs uma mastectomia para a semana seguinte. Desirée prefere esperar; informa-se e compreende que seu tumor não é invasivo, que os especialistas não sabem prever a velocidade de sua progressão e que não estão de acordo sobre qual seria a melhor estratégia terapêutica. Decide consultar outro cirurgião e o bombardeia com suas dúvidas, perguntando-lhe no final: "E se eu decidir simplesmente não fazer nada?". "Eu sei", responde o cirurgião, "algumas mulheres decidem não fazer nada". Assim, Desirée resolve começar a tomar o medicamento tamoxifeno apenas e fazer controle duas vezes por ano. Após oito anos, ela contou sua história à revista *Time*. Naquela época, a escolha era corajosa, porque os dados ainda eram controversos, mas desde então foram publicados os resultados de algumas pesquisas que colocaram em dúvida a real vantagem do rastreamento, uma vez que são identificados inúmeros tumores não invasivos que provocam mastectomias inúteis. Como no tumor de tireoide, observou-se um aumento na incidência do diagnóstico de tumor de mama em mulheres submetidas a mamografias anuais, mas sem redução da mortalidade total, mostrando que o aumento dos casos identificados refere-se principalmente a tumores não malignos.[52] No Canadá, quase 100 mil mulheres foram divididas em dois grupos: um foi submetido a controles preventivos para a identificação do tumor de mama e o outro não; após vinte anos, a mortalidade nos dois grupos revelou-se idêntica.[53] "A mamografia anual nas mulheres entre 40 e 59 anos não reduz a mortalidade por carcinoma de mama", concluem os autores da pesquisa. Recentemente, uma série de considerações metodológicas e clínicas levou um grupo de pesquisadores da Universidade de Toronto a estabelecer que não há provas de que o rastreamento com mamografia seja o principal motivo da redução da mortalidade por câncer na Europa e na América do Norte.[54] Uma descrição documentada sobre os riscos do câncer de mama, sobre as expectativas de vida, sobre os possíveis efeitos do rastreamento levou um terço das mulheres com mais de 75 anos a adiar o rastreamento,[55] e além disso foi comprovado que algumas mulheres (principalmente idosas) preferem correr o risco de ter câncer a passar pelo excesso de diagnósticos e tratamentos.[56]

É verdade que, a cada ano, morrem nos Estados Unidos aproximadamente 40 mil mulheres por câncer de mama, mas esse número é, grosso modo, permanente, apesar da divulgação do rastreamento. No final dos anos 1990, a incidência do tumor aumentou por conta da difusão do tratamento de reposição hormonal após a menopausa, o qual, ao contrário das expectativas e das massivas propagandas, não reduziu os casos de infarto, mas aumentou o número de tumores. Após o abandono da terapia de reposição, o número de mortes por tumor voltou ao de antes e se manteve constante.

Com base nas informações disponíveis na literatura científica, não podemos afirmar que esse rastreamento seja inútil, mas evidentemente não é tão eficaz como se acreditava no passado. Serão necessárias investigações adicionais para diferenciarmos as mulheres que têm um tumor com caráter evolutivo, para as quais o rastreamento é indispensável, daquelas que têm lesões que não necessitam nem de mastectomia, nem de quimioterapia, para as quais o rastreamento pode ser problemático.

MENOS TRATAMENTOS, MENOS MORTES

Existe uma lógica predominante de que muitos tratamentos fazem bem, mas isso é questionado por uma curiosa reflexão: nos dias em que há menos médicos nos hospitais, durante uma greve ou durante um congresso nacional do qual participam muitos especialistas, a mortalidade diminui. Imagina-se que a greve dos médicos prejudique mais os pacientes do que a contraparte, mas as pesquisas não confirmam essa hipótese.[57] Constatou-se que, em um mês de greve de médicos na Croácia em 2003 e na Inglaterra em 2012,[58] não houve aumento da mortalidade.[59] Observou-se, no entanto, uma redução da mortalidade durante as cinco semanas de greve em Los Angeles, em 1976,[60] e em Israel, em 2000, quando foram anuladas milhares de consultas e intervenções cirúrgicas.[61] Durante a greve, são garantidos pelo menos os serviços de emergência,[62] ficam suspensas somente as internações eletivas e as atividades ambulatoriais. Uma das hipóteses consideradas pelos pesquisadores é que nesses dias são garantidos os procedimentos indispensáveis e evitados aqueles poucos úteis.

Outro dado curioso é que, durante os 82 dias de congressos internacionais de cardiologia realizados nos Estados Unidos entre 2002 e 2011, houve redução da mortalidade de pacientes que entraram no pronto-socorro por infarto agudo, insuficiência cardíaca e parada cardíaca.[63] Nesse período, a mortalidade dos pacientes internados por insuficiência foi de 18%, contra 25% em dias comparáveis; por parada cardíaca, respectivamente 59% contra 69%. A mortalidade por infarto agudo não sofreu alteração embora, durante os congressos, o número de angioplastias tenha sido menor (21% contra 28%). Os autores afirmam que, normalmente, se realiza um número excessivo de procedimentos e de angioplastias: quando a intensidade dos tratamentos cardiológicos diminui, a mortalidade também é reduzida.

Os dados sobre as consequências das greves e dos congressos devem ser interpretados com cautela, porque muitas outras variáveis contribuem para condicionar o resultado. Entretanto, se os dados mostrassem que as greves no setor da saúde aumentassem a mortalidade e que, durante um congresso, os pacientes sofressem consequências por carência de tratamentos, ninguém colocaria em dúvida os resultados ou os analisaria com cautela; e ainda haveria uma onda de protestos para proibir a abstenção no trabalho e reduzir a participação em congressos.

A lógica da prevenção precoce por meio de rastreamento é atraente;[64] todos nós gostaríamos que um tumor nos fosse diagnosticado e removido antes que provocasse sérios danos, sem incorrer no risco de sermos submetidos a inúteis intervenções e terapias. Os exames disponíveis são ainda imprecisos, e os tratamentos, destruidores, e o nosso sonho de descobrir precocemente uma doença choca-se contra uma realidade menos encantadora. Em um mundo perfeito, os rastreamentos trariam somente benefícios, mas, no mundo real, o diagnóstico precoce está associado a riscos bem conhecidos. Portanto, deveriam ser propostos programas de rastreamento que fornecessem informações corretas e que utilizassem com honestidade os dados atualmente disponíveis para não criar falsas ilusões, nem para alimentar o mito de que é possível prevenir qualquer doença ou para não levar as pessoas a acreditar em curas milagrosas.

CAPÍTULO 5

INFORMAÇÕES CONDICIONADAS

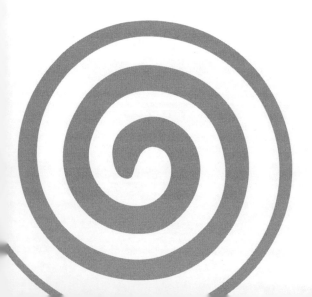

Em certa ocasião, encontro-me na casa de amigos, que nos recebem por um breve período. No café da manhã, percebo com curiosidade que nossa anfitriã, próxima dos 60 anos, organiza com precisão uma série de comprimidos e cápsulas de várias formas e cores em frente à xícara de chá, e os engole cuidadosamente, um após o outro. Parece estar em perfeita saúde e então lhe pergunto o porquê dessa complexa terapia. Ela me explica que o primeiro comprimido é de levedura de arroz vermelho e serve para reduzir o colesterol; o segundo é um antioxidante para combater os radicais livres; o terceiro é um comprimido de potássio, que ela toma, nos dias ímpares, porque o valor desse elemento está baixo no sangue (explica que faz exames de sangue a cada três meses); o quarto é um diurético para reduzir a retenção de água e a celulite; o quinto e o sexto são pastilhas de cálcio e vitamina D para evitar a osteoporose. Comento espontaneamente que nunca foi comprovada a eficácia da levedura de arroz vermelho para reduzir o risco de infarto. Muitas pessoas tomam levedura de arroz vermelho para substituir a terapia com estatina por preconceito contra uma medicina "química" ou por efeitos indesejados tidos previamente, ou, ainda, pelo terror de que o colesterol seja um assassino ou apenas por superstição. Quem adota a levedura de arroz vermelho para evitar uma estatina, muitas vezes, ignora que o efeito hipocolesterolemiante decorre de uma substância produzida pela fermentação da levedura, que dá a cor vermelha ao arroz e que tem uma estrutura química similar a uma estatina (monacolina K). Que seja utilizada como nutracêutico, ou como produto alimentar na cozinha, entrará no organismo um princípio ativo que causa os mesmos efeitos indesejados de uma estatina produzida industrialmente. Confirmo para nossa amiga que o estresse oxidativo contribui para o envelhecimento dos tecidos[1] e facilita o desenvolvimento de tromboses por meio de vários mecanismos: danificação das membranas das artérias, indução da agregação plaquetária e estímulo à vasoconstrição. Manifesto dúvidas sobre a eficácia de acrescentar antioxidantes à dieta cotidiana: se utilizados em longo prazo, não produzem benefícios detectáveis em termos de saúde[2] e, em alguns casos, provocam aumento da mortalidade.[3]

Presumo que o potássio sirva para antagonizar os efeitos negativos do diurético, tomado cotidianamente por uma expectativa bastante pessoal sobre a redução da celulite. Não faço mais perguntas. Visto que não conheço muito sobre o uso de cálcio e de vitamina D, abstenho-me de mais comentários. Parece-me que nossa amiga tem uma visão determinística da relação entre causas e efeitos na medicina; ela explica que, uma vez determinado o papel de um específico fator no risco de desenvolvimento de uma doença, é mais sensato iniciar uma terapia para reduzi-lo e evitar ficar doente. Menciono que os mecanismos biológicos são complexos, quase nunca apresentam uma relação linear e cada substância não age apenas sobre o objetivo estabelecido, mas sobre uma variedade de elementos associados. Ela me ouve, olhando-me com complacência, e entendo que minhas explicações caem no vazio; para não estragar as férias, prefiro não insistir.

CÁLCIO E VITAMINA D

De volta para casa, concentro-me na pesquisa dos efeitos do cálcio e da vitamina D para prevenir a osteoporose. Vejo que a National Osteoporosis Foundation (2008 e 2014) aconselha tomar diariamente 1,2 mg de cálcio e de 800 a 1.000 UI de vitamina D; a International Osteoporosis Foundation e a European Society for Clinical and Economic Aspects of Osteoporosis, Osteoarthritis and Musculoskeletal Diseases (2013), mais de 1 mg e 800 UI, respectivamente; a American Association of Clinical Endocrinologists (2012), 1,2 mg e 800 a 2.000 UI; o National Osteoporosis Guideline Group britânico (2009), mais de 1 mg e 800 UI. Um coro unânime sobre a indicação, mas divergências sobre a dosagem ideal. A vitamina D e o cálcio são produtos que rendem muito, não somente para as indústrias que os produzem, mas também, e sobretudo, para a indústria alimentícia, que faz publicidade mostrando como são saudáveis e "terapêuticos" (nutracêuticos)[4] os alimentos enriquecidos com essas substâncias. Não é possível deixar de suspeitar que a atenção ao uso de cálcio e vitamina D seja influenciada pelas indústrias farmacêutica e alimentícia, que financiam as atividades e as políticas das associações de médicos e pacientes, concedendo fundos para os laboratórios de pesquisas, para a publicação das pesquisas favoráveis e para campanhas publicitárias. A National Osteoporosis Foundation, por exemplo, declara receber fundos da Bayer Healthcare, Lane Laboratories, Mission Pharmacal, Novartis, Pharmavite, Pfizer, Roche, Warner Chilcott, Eli Lilly; a International Osteoporosis Foundation é financiada seja pela indústria farmacêutica (Amway, GlaxoSmithKline, Takeda, Pfizer, Teva, DVM, Immunodiagnostic Systems, Warner Chilcott, Eli Lilly, Merck), seja pela indústria de alimentos (Fonterra, Nestlé, Mengniu Dairy Company, Danone).

As recomendações sobre suplementos de cálcio e vitamina D baseiam-se nas evidências de que baixos valores de cálcio tornam os ossos mais frágeis, na ideia de que os produtos naturais não fazem mal e podem ser ingeridos livremente e, por fim, nos resultados das pesquisas observacionais. No entanto, quando investigações mais rigorosas foram realizadas, verificou-se que a inclusão de vitamina D na dieta de um grupo de mulheres com mais de 75 anos causou maior concentração de cálcio no sangue, sem qualquer vantagem em termos de densidade óssea e função muscular. Os pesquisadores da Universidade de Wisconsin[5] concluíram que não há dados suficientes para recomendar às mulheres em menopausa que mantenham elevados os níveis de vitamina D no sangue, considerando que os efeitos clínicos são análogos aos do placebo.[6] Por meio de uma metanálise das pesquisas conduzidas sobre o tema, verificou-se que a introdução de cálcio na dieta provoca um aumento tão modesto da densidade óssea que não reduz as fraturas.[7] Dois pesquisadores neozelandeses, Andrew Grey e Mark Bolland,[8] revelaram os efeitos indesejados de um excessivo consumo de cálcio e de vitamina D (constipação, cálculos renais, fraturas de fêmur e eventos cardiovasculares), concluindo que as provas da eficácia do suplemento de cálcio para prevenir as fraturas são "fracas e inconsistentes".[9] Além disso, nunca foi confirmada a hipótese de que o suplemento de vitamina D reduza o risco de doenças cardiovasculares e de câncer de cólon.[10] Na verdade, um órgão estatal independente, a Preventive Services Task Force, dos Estados Unidos,[11] que manifesta pareceres sobre a eficácia de atividades de prevenção para pessoas sadias, desaconselha essa prática. É lamentável que cidadãos e pacientes gastem inutilmente dinheiro próprio e do sistema de saúde, convencidos de fazê-lo para beneficiar a própria saúde.

CONFLITO DE INTERESSES

Nos últimos anos, muito se escreveu sobre conflito de interesses e as implicações que abrangem a pesquisa, o condicionamento das sociedades científicas,[12] a elaboração de diretrizes, a difusão das informações, o envolvimento das revistas científicas, o suporte financeiro das associações de pacientes. O resultado final dessa teia de interesses, que não são clínicos, é o aumento das prescrições de medicamentos e de procedimentos diagnósticos. Como?

Os conflitos de interesse interagem ao longo de toda a cadeia de um produto destinado ao diagnóstico e ao tratamento dos pacientes: da primeira concepção até a comercialização, manipulando a imagem do produto para fazer com que pareça mais eficaz, mais tolerável e, às vezes, até mesmo indispensável. A equação é simples: quanto mais um produto parecer útil e eficaz, mais vezes ele será prescrito e mais aumentarão os lucros. O trabalho é longo, meticuloso e nenhum passo é negligenciado.

O DILEMA DO INVENTOR

Na criação de um novo produto, os interesses começam a entrar em conflito desde o início, independentemente de se tratar de uma molécula com efeitos terapêuticos, de um exame diagnóstico, de um *software*, de um aparelho médico, de uma prótese que pode substituir um joelho, uma artéria ou uma válvula cardíaca. Muitas vezes, a equipe que trabalha em um projeto não se satisfaz em elaborar algo que poderá melhorar a saúde, precisa também pensar em um produto que garanta um retorno econômico dos investimentos feitos para estudá-lo, desenvolvê-lo, produzi-lo e vendê-lo. Esse é o dilema do inventor (*inventor's dilemma*),[13] condicionado, em seu trabalho criativo, aos financiamentos que recebe de modo direto ou indireto da indústria.

A ELABORAÇÃO DO PROTOCOLO

Em uma segunda fase, quando se avalia que uma criação pode dar lucros, programa-se um plano de pesquisas para mostrar que ela pode gerar saúde. Pelo menos, um pouco de saúde, o bastante para torná-la viável. É necessário, porém, determinar qual percurso deverá ser enfrentado por uma molécula ou um produto médico (termo que se refere a tudo aquilo que os médicos podem usar por motivos diagnósticos ou terapêuticos: desde pinças até marca-passos, de curativos a cateteres vesicais, de aparelhos acústicos a próteses de quadril, de eletrocardiógrafos a endoscópios). Para a introdução de um produto médico no mercado europeu, é suficiente obter a marcação CE como garantia de idoneidade técnica: na prática, basta que ele não se danifique ou provoque lesões. Em suma, nenhuma demonstração de eficácia clínica é solicitada a fim de compará-lo com a não intervenção, com a terapia médica consolidada ou com outro produto já aprovado. Para os medicamentos, no entanto, deve-se comprovar que a nova molécula é mais eficaz que o placebo ou que outra molécula, ou "no mínimo equivalente" ou "não inferior" ao tratamento padrão. Após uma primeira fase de avaliação da toxicidade em voluntários sadios, acontece uma segunda fase, de avaliação da dose mais eficaz em grupos muito selecionados de pacientes; então, passa-se para a terceira fase, de avaliação da eficácia clínica, isto é, ocorre a comparação com o tratamento padrão já existente. Nos estudos dessa fase, milhares de pacientes são divididos em dois grupos: o grupo controle (que recebe o tratamento padrão, já existente no mercado, ou o placebo, em casos de nova substância) e o grupo a ser investigado (que recebe o novo fármaco). Só então toda a documentação de um fármaco será fornecida às autoridades reguladoras (a FDA nos Estados Unidos, a EMA na Europa, a Anvisa no Brasil), que poderão autorizá-lo para comercialização.

Em meu livro *Giuro di esercitare la medicina in libertà e indipendenza* (Einaudi, 2004), expliquei e documentei amplamente os mecanismos utilizados para aumentar a probabilidade de que os resultados das pesquisas comprovem a eficácia de um novo produto.[14] Resumidamente, relembro aqui que, ao escrever um protocolo que será o documento de referência para a condução de qualquer pesquisa, se pode decidir pela escolha de pacientes mais ou menos graves, mais ou menos idosos, excluir os pacientes portadores de certas doenças, acompanhar os pacientes por um período longo ou breve, escolher um determinado fármaco de controle em uma determinada dosagem, decidir qual evento ou combinação de eventos mensurar e assim por diante. Por certo, todas essas medidas não garantem a comprovação de eficácia da nova molécula, mas podem aumentar a probabilidade de que o resultado seja favorável. Contudo, não se deve achar que nos encontramos em um *Far West*, onde qualquer pesquisa pode ser realizada com o envolvimento de seres humanos.

Existem diretrizes europeias (*good clinical pratice*) que estabelecem os padrões de qualidade necessários para o projeto, a condução e o registro das pesquisas clínicas, definindo o papel e as responsabilidades dos patrocinadores e dos pesquisadores. Além disso, uma pesquisa pode ser iniciada somente após a aprovação das comissões éticas, que devem garantir, aos pacientes e à sociedade em geral, o cumprimento de todas as regras de segurança em sua condução. Essas regras não podem ser alteradas, mas, dentro dos padrões, podem ser obtidas margens legítimas de arbitrariedade, o que pode facilitar a determinação de resultados positivos a favor da nova molécula.

Como colocar no protocolo cláusulas mais vantajosas e favoráveis à demonstração da eficácia da molécula? Primeiramente, a indústria que financia o projeto, com enormes quantias de dinheiro, escolhe *ad hoc* os especialistas, clínicos e universitários de fama, que escreverão o protocolo e farão parte do comitê que tem a responsabilidade de conduzir a pesquisa (*steering committee*). São definidos pesquisadores "independentes", porque não são propriamente "funcionários" contratados pela indústria, mas, na verdade, estão condicionados a pressões econômicas, que põem em dúvida sua efetiva independência: da generosa recompensa por participarem de reuniões organizacionais sobre o financiamento de bolsas de estudos para jovens médicos que trabalham em seus institutos à doação de equipamentos, a convites para elaborarem relatórios e fazerem conferências em congressos e seminários que a indústria organiza por conta própria ou apoia. Para alguns especialistas, participar da condução de uma pesquisa torna-se um negócio vantajoso. Recentemente, um pesquisador holandês, Frits Holleman,[15] analisou todas as pesquisas relacionadas aos fármacos que reduzem a glicemia, publicadas nas principais revistas médicas de 1993 a 2013. Identificou 3.782 artigos, escritos por 13.592 autores. Em vinte anos, estacanovistas* da pesquisa tinham participado de um número de pesquisas clínicas que variava entre 22 e 67 (de 1 a 3 por ano) e da elaboração de um número de artigos sobre diabetes que variava de 59 a 198 (de 3 a 10 por ano).

AS EMENDAS

Durante o desenvolvimento da pesquisa, o condicionamento continua. Quando se percebe que um novo fármaco não causará boa impressão, pode-se suspender a pesquisa (explicando que acabaram os recursos para a conclusão); pode-se convencer o steering committee a mudar alguma cláusula do protocolo (emenda) para modificar a duração da pesquisa, o número de pacientes, a combinação dos eventos que mensuram a eficácia, a dosagem do fármaco de comparação, o número de centros que participam da pesquisa. Obviamente, sempre dentro das regras ditadas pelas good clinical practices e depois de ter obtido a aprovação dos comitês éticos. Não estou descrevendo cenários fantasiosos ou maliciosos, mas situações detalhadamente ilustradas por John Ioannidis (entre outros), epidemiologista da Universidade de Stanford, em um artigo intitulado "Por que os resultados de inúmeras pesquisas clínicas são falsos?".[16] Essa drástica opinião deriva da constatação de que os resultados da maior parte das pesquisas são alterados por "artifícios técnicos" usados durante

---

*   N. T.: Stacanovista: "que pratica o stacanovismo", "que trabalha com entusiasmo exagerado". Stacanovismo: "movimento surgido na União Soviética para incrementar a produtividade no trabalho mediante uma intensa aplicação dos homens e a racionalização científica dos meios técnicos"; em sentido irônico, "exagerado entusiasmo, atividade e premência excessiva no trabalho". Cf. ZINGARELLI, Nicola. Il Nuovo Zingarelli. Vocabolario della língua italiana. Bologna (Italia): Nicola Zanichelli, 1988, p. 1890, tradução nossa.

as várias fases mencionadas. As possibilidades de obter um resultado confiável são reduzidas quando as pesquisas envolvem poucos pacientes, quando a diferença entre os eventos nos dois grupos é pequena, quando existe uma grande flexibilidade na condução do protocolo, na definição dos resultados, na escolha dos modelos estatísticos e, sobretudo, quando existem grandes interesses em jogo. A amarga conclusão de Ioannidis decorre de que muitas pesquisas apresentam um ou mais artifícios metodológicos capazes de aumentar a probabilidade de obter resultados positivos em detrimento da integridade do resultado final.

A PUBLICAÇÃO

Assim que a pesquisa termina, são realizadas as análises estatísticas e obtidos os dados conclusivos; em seguida, é necessário escrever um ou mais artigos para apresentar a pesquisa e divulgar a informação. Quando se dispõe de uma enorme quantidade de dados colhidos de milhares de pacientes acompanhados por vários anos, os valores procurados serão aqueles que maximizam os resultados positivos e os que minimizam os negativos, e, na elaboração do artigo, alguns aspectos serão enfatizados e outros redimensionados. Se o resultado, em termos gerais, for negativo, o momento da publicação será protelado, de forma que a má notícia chegue aos médicos o mais tarde possível, ou serão destacados aspectos secundários observados por acaso.[17] Por exemplo, se o novo fármaco não reduziu a mortalidade, mas descobriu-se que reduz o número de hospitalizações, este será apresentado como a tábua de salvação para reduzir os custos da saúde. Se o fármaco não reduziu o número de infartos cardíacos no conjunto da população, mas reduziu em mulheres com menos de cinquenta anos, a informação a ser divulgada será que se trata de um medicamento "pensado" para o sexo feminino. Se o fármaco não mostrou ser mais eficaz do que o concorrente já comercializado, mas foram observados menos efeitos indesejados, será declarado preferível e com eficácia semelhante.

Por outro lado, se o resultado é favorável, dá-se início a uma guerra publicitária mundial no momento da primeira apresentação dos dados, que geralmente acontece durante um dos grandes congressos internacionais da especialidade. A notícia, acompanhada de dados e comentários preparados pela assessoria de imprensa da indústria fabricante, é enviada aos principais jornais com a condição de não ser divulgada antes da data e hora de apresentação dos dados no congresso. A conferência oficial de exposição das conclusões é colocada *online* e as filiais da indústria organizam o maior número possível de fóruns e reuniões em que médicos podem assisti-la ao vivo.

Com essas estratégias, um resultado negativo será transformado em um pequeno sucesso; um resultado positivo, em uma vitória estrondosa.

A DIVULGAÇÃO

Nesse momento, começa a difusão da informação, que deve ser adequadamente conduzida para abrir um amplo mercado.[18] Vejamos, por exemplo, o que aconteceu com a divulgação de uma pesquisa com resultados negativos. Após o acompanhamento de mais de 5 mil pacientes diabéticos, mostrou-se que um fármaco com ação sobre os triglicerídeos (fenofibrato) não é mais eficaz do que o placebo para reduzir o número de infartos e de óbitos.[19] Seria de esperar que surgissem pareceres sobre a inutilidade do fármaco e recomendações para o abandono da prescrição. No entanto, esse resultado negativo, paradoxalmente, transformou-se em uma mensagem positiva. Nicholas Downing, da Universidade de Yale, decidiu avaliar os comentários sobre os resultados dessa pesquisa e reuniu 67 artigos publicados em jornais e 141 em revistas científicas: cerca de 20%

dos comentários definiam o fenofibrato como eficaz; quase 50% dos artigos de jornais e 67% dos artigos científicos recomendavam continuar a prescrevê-lo. Ao comparar esses dados com as declarações de conflito de interesses, Downing verificou que existia uma maior probabilidade de que os artigos a favor do fármaco tivessem sido escritos por médicos que haviam declarado interesses econômicos ligados à indústria fabricante do que por autores independentes.

GHOSTWRITER

Alguns artigos favoráveis a um novo fármaco são escritos pessoalmente por clínicos competentes, mas muitos outros são confeccionados pela assessoria de imprensa da indústria fabricante (*ghostwriter*), que os publicará com a assinatura de um clínico complacente. O *New York Times* de 5 de agosto de 2009[20] divulgou os documentos que surgiram ao longo de um processo contra a Wyeth; a indústria escreveu dezoito artigos para enfatizar os benefícios e menosprezar os riscos da terapia de reposição hormonal, publicados entre 1998 e 2005 em revistas internacionais com a assinatura de especialistas "independentes". Um porta-voz da Wyeth justificou-se dizendo que os artigos eram cientificamente precisos e que é habitual a indústria farmacêutica "auxiliar" os autores na redação. A documentação recolhida pelo Tribunal, no entanto, mostrava não se tratar de um simples suporte, mas da elaboração completa dos textos. É óbvio que o parecer de um clínico é mais convincente do que aquele emitido pelo diretor médico da indústria fabricante.

Alguns artigos podem realmente ser independentes, outros podem estar disfarçados. É difícil distingui-los. Por certo, os juízos favoráveis tendem a prevalecer, porque escrever (ou somente assinar) um artigo rende muito; por outro lado, escrever um comentário negativo não rende nada e, muitas vezes, implica o corte de financiamentos até então obtidos.

Uma interessante pesquisa comprova a ênfase nos resultados: três pesquisadores holandeses desenvolveram uma análise lexical dos resumos de pesquisas publicadas em revistas médicas de 1974 a 2014,[21] separando os adjetivos com conotação positiva (inovador, eficaz, revolucionário, milagroso, maravilhoso, criativo, favorável, único, promissor, extraordinário, novo) e aqueles com conotação negativa (decepcionante, desencorajador, frustrante, fútil, inadequado, ineficaz, insignificante, irrelevante, medíocre, inaceitável, insatisfatório, inútil, fraco, preocupante). Em quarenta anos, o percentual de resumos contendo um adjetivo positivo aumentou de 2% para 17%, e aqueles contendo um adjetivo negativo, de 1% para 3%. A tendência de descrever o copo meio cheio, influenciando de modo dissimulado o juízo do leitor, reforça a ideia de que o novo seja melhor.

OPINIÕES DISCUTÍVEIS

O aumento do número de artigos em revistas científicas tornou quase impossível ler tudo o que é publicado, mesmo que sobre um único tema, para ter uma opinião documentada quanto à utilidade de exames e tratamentos. Há vinte anos as sociedades científicas e as agências governamentais atribuem a especialistas a tarefa de sintetizar os conhecimentos sobre um problema clínico e de fornecer recomendações sobre as estratégias para se chegar a um diagnóstico ou para tratar uma doença. Esses documentos, chamados diretrizes (*guidelines*), representam a referência oficial e são utilizados pelos médicos para escolher os tratamentos e por vários peritos judiciais para julgar a legitimidade de uma decisão contestada.

No entanto, muitas dúvidas foram levantadas sobre a objetividade da maior parte das diretrizes.[22] Normalmente, os clínicos chamados para elaborá-las têm fortes ligações econômicas com as indústrias que produzem fármacos e produtos médicos; portanto, para agradar a seus financiadores,[23] apesar da tendência de favorecerem as prescrições com base em dados científicos, também fornecem sugestões e opiniões pessoais. Netan Choudhry,[24] da Universidade de Toronto, analisou 44 diretrizes de sociedades científicas americanas e europeias publicadas entre 1991 e 1999. Identificou 192 autores e constatou que 81% deles tinham recebido financiamento (honorários para conferências, fundos para a organização de cursos de atualização, para a pesquisa ou para bolsas de estudo) da indústria cujos produtos eram recomendados no documento; em média, os autores das diretrizes tinham relações econômicas simultaneamente com dez empresas.

Os conflitos de interesse tornam-se particularmente relevantes quando as provas científicas são pouco claras, quando as decisões de tratar um paciente estão baseadas em especulações ou em avaliações discutíveis por dados frágeis no plano científico. Em cardiologia, cada recomendação é classificada pela força da recomendação (tratamento vantajoso, útil e eficaz ou tratamento com dados incertos sobre a utilidade ou tratamento não eficaz) e pelo nível de documentação científica (conclusões obtidas de inúmeras pesquisas clínicas ou derivadas de uma única pesquisa ou baseadas na opinião dos especialistas). Tomemos como exemplo as diretrizes adotadas em 2012 conjuntamente pela European Society of Cardiology e pela European Association for Cardio-Thoracic Surgery sobre o tratamento das doenças valvulares cardíacas.[25] É um documento encorpado de 46 páginas com 241 referências bibliográficas e 66 recomendações: nenhuma destas baseou-se em resultados de pesquisas clínicas, 10% fazem referência a resultados de pesquisas observacionais e 90% foram determinadas com base na opinião de especialistas. Em 2016, de forma semelhante, os especialistas do American College of Chest Physicians, ao se reunirem para definir as diretrizes do tratamento da trombose venosa profunda, consultaram 239 artigos científicos para definir 50 recomendações, recolhidas em um documento oficial de 37 páginas:[26] nesse caso, também, nenhuma recomendação baseou-se "em provas científicas de qualidade elevada".

É preocupante constatar que, com a intenção de indicar aos médicos de todo o mundo estratégias diagnósticas e terapêuticas, prevalecem julgamentos subjetivos, facilmente manipuláveis e que esse risco tende a aumentar. À medida que as edições das diretrizes são atualizadas, o número de recomendações discutíveis aumenta, em prejuízo daquelas baseadas em provas obtidas de pesquisas clínicas, tornando esses documentos cada vez menos científicos e mais à mercê das avaliações dos especialistas.[27]

DRONEDARONA

Um exemplo de diretriz condicionada aos interesses da indústria é o que versa sobre o tratamento da fibrilação atrial. Por décadas, nenhum fármaco idôneo para restaurar e manter o ritmo sinusal nos pacientes em fibrilação atrial foi colocado no mercado. O mais eficaz, a amiodarona, provoca efeitos indesejados tireoidianos, oculares, pulmonares e apresenta interações perigosas com outros fármacos. Há alguns anos, foi sintetizado um novo fármaco análogo à amiodarona, mas sem os mesmos efeitos adversos: a dronedarona. Em 2006, a Food and Drug Administration (FDA) americana não aprovou seu uso por causa dos dados até então disponíveis: a pesquisa mais importante tinha sido interrompida antes do prazo, por excesso de mortalidade no grupo de pacientes tratados com dronedarona. Em 2009, foi publicada outra pesquisa de comparação entre a dronedarona e o placebo, na qual se mostrava, porém, a redução das internações por causas cardíacas e da mortalidade.[28] Apesar de as dúvidas levantadas sobre a pesquisa anterior não terem sido totalmente resolvidas, a FDA aprovou o medicamento. No mesmo ano, foram publicados os resultados de mais uma pesquisa, indicando que a velha amiodarona era mais eficaz para manter o ritmo sinusal do que a nova dronedarona.[29] Surpreendentemente, a American Heart Association, a European Society of Cardiology e a Canadian

Cardiovascular Society apressaram a elaboração de novas diretrizes para o tratamento da fibrilação atrial e recomendaram a dronedarona, até mesmo como fármaco de primeira escolha para a prevenção da recidiva. Com a publicação de uma pesquisa subsequente, na qual se mostrava que a dronedarona aumentava a mortalidade, o infarto e os casos de insuficiência cardíaca, ressurgiram as dúvidas sobre sua eficácia.[30] Ainda nos resta a questão: no momento da elaboração das diretrizes, existiam dados suficientes para aconselhar o medicamento como primeira escolha? O tema foi enfrentado por um grupo de pesquisadores italianos[31] que colocou em prática um reconhecido instrumento: o Grading of Recommendations Assessment, Development and Evaluation (GRADE), concebido para determinar a relevância e a qualidade dos dados quando se está diante de pesquisas com resultados contrastantes. No momento da elaboração das diretrizes, não existiam critérios para atribuir à dronedarona a importância que as três sociedades, todavia, decretaram. Entre as possíveis explicações relativas à precipitação das recomendações, os autores levantaram a hipótese de que justamente os laços financeiros entre a indústria fabricante e o grupo de especialistas tenham influenciado o julgamento destes, para além dos conhecimentos disponíveis.

OS CONGRESSOS

A divulgação de boas notícias não se limita ao uso da comunicação impressa, mas utiliza qualquer canal possível. O mais importante é representado por aqueles encontros de inúmeras dimensões, desde a pequena reunião entre médicos de um departamento hospitalar até congressos organizados em âmbito local, regional, nacional e mundial, variamente denominados: simpósios, convenções, conferências, seminários, debates, reuniões, cursos de atualização, ou com os mais populares termos em inglês: *meeting, convention, forum, summit, workshop, roundtable, consensus conference, panel.* Não existe uma estimativa fiável do número de congressos organizados em escala mundial, nem dos custos e dos investimentos necessários para sustentar essa ampla organização, e menos ainda de sua utilidade. Em uma análise aproximada, considera-se que a estimativa de 100 mil eventos por ano seja um número ainda aquém do real.[32] A grande maioria desses encontros é apoiada economicamente (de forma direta e evidente ou indireta e disfarçada) pelas indústrias farmacêutica e de produtos médicos. Há alguns anos, surgiu o costume de escrever nos cartazes: "A realização do congresso foi possível graças à contribuição incondicional da indústria X". O termo "incondicional" atinge seu objetivo, mas não compromete e ninguém sabe o que realmente significa. Se condicionar quer dizer fazer pressões explícitas sobre a elaboração de relatórios contendo o ponto de vista do patrocinador, a expressão é legítima. No entanto, é habitual que os temas de alguns relatórios, os nomes dos relatores ou dos mediadores sejam "propostos" pela indústria patrocinadora, que aos palestrantes sejam fornecidos os *slides* ("sabemos como está ocupado com seu trabalho, o conjunto de *slides* é somente um apoio para seu relatório, mas, por favor, sinta-se à vontade para corrigi-los como quiser") e que os pontos-chave das mensagens apreciadas pela indústria sejam indicados ao relator em encontros pessoais. Todos livres e independentes para escolher temas, relatores e conteúdos, mas se os argumentos ou as exposições não forem considerados satisfatórios, convites e financiamentos desaparecerão. Por outro lado, os relatores não precisarão ter compromisso com comentários exagerados (que poderiam desagradar o público), é suficiente apresentar os dados como se fossem um copo meio cheio; não se comete nenhum pecado, ninguém se compromete e o fluxo de benefícios continua.

Nos Estados Unidos, durante um processo instaurado contra uma indústria farmacêutica,[33] foram publicados na internet vários documentos sobre os mecanismos adotados para promover, de forma dissimulada, uma mensagem promocional. Apesar de a utilização de um de seus produtos (a gabapentina) ser permitida somente para a indicação aprovada (epilepsia), a indústria iniciou um programa para divulgar o uso também para outras indicações (*off-label*). A estratégia consistia em recrutar clínicos aguerridos que explicassem nos congressos a utilidade de prescrever a gabapentina para o tratamento de inúmeras patologias e em financiar protocolos de pesquisa fictícios, projetados mais para incentivar os médicos a prescrever o fármaco do que para recolher dados científicos. A consequência dessa atividade promocional diversificada é que, em pouco menos de dez anos da comercialização do produto para o tratamento de crises epiléticas, quase 90% do faturamento da gabapentina derivava da prescrição para indicações não autorizadas (distúrbios psiquiátricos, cefaleia, dores, entre outras), mesmo sendo notório que os eventos adversos têm maior incidência quando se tomam medicamentos *off-label*.[34]

Na Itália, há uns dez anos, foi instituído um programa de atualização obrigatório para os médicos, que, a cada ano, devem comprovar ter recolhido créditos formativos: Educação Continuada em Medicina (ECM).** O controle dos créditos quase nunca acontece e, até agora, não são previstas penalidades para os inadimplentes. Os cursos aprovados são considerados independentes de intuitos promocionais, com base em uma autocertificação de ausência de conflito de interesses, mas, de fato, a maior parte é apoiada pela indústria, que contribui economicamente de modo "incondicional". É assim que um legítimo instrumento de atualização se transforma em um meio de propaganda.

** N. T.: ECM é um programa nacional de atividades de formação, ativo na Itália desde 2002.

CONFLITO ENDÊMICO

O conflito de interesses está enraizado no sistema de saúde. No conceito de livre mercado, é o consumidor quem decide as aquisições com base na relação qualidade/preço. Se o cliente escolhe um produto econômico, deve contentar-se com uma qualidade inferior; caso adquira um produto mais caro, renunciará a outro; e, se não ficar satisfeito, escolherá de maneira diferente na compra seguinte. O cliente escolhe, paga e consome, encontrando progressivamente o equilíbrio entre a qualidade, o preço e a sua satisfação. No mundo da saúde, esse equilíbrio não funciona porque um terceiro ator intervém: aquele que paga. O paciente utiliza o produto, mas não escolhe e nem mesmo paga; o médico escolhe, mas não paga, nem o utiliza; o Estado ou os convênios médicos pagam o produto, mas não escolhem, nem o consomem. É a chamada "extinção do mercado concorrencial". Esta é a condição ideal para se desenvolver e se alimentar o conflito de interesses: os produtores fazem pressão sobre os prescritores, e estes são incentivados a induzir a demanda de serviços, alimentando as preocupações dos pacientes sobre seu estado de saúde, fazendo-os acreditar que mais exames e mais terapias evitarão o aparecimento de doenças. Nesse contexto, o médico torna-se o árbitro da compra de produtos que não utiliza e não paga e, na prática, é vítima dos interesses de quem pretende ganhar. Na realidade, o Sistema Nacional de Saúde institui instrumentos de controle que vinculam o livre mercado: estabelece o preço de venda e as modalidades de fornecimento dos fármacos, obriga as agências à restituição de faturamentos que excedam a cota acordada, solicita ao consumidor que contribua com a despesa pagando uma parte do custo do fármaco.

O conflito de interesses ocorre quando o profissional se encontra na condição em que o julgamento técnico referente ao interesse primário (a saúde de um paciente) está indevidamente condicionado ao interesse secundário (compensação financeira, vantagem profissional). Por esse motivo, o conflito de interesses é considerado uma condição e não um comportamento, é endêmico do mundo da saúde, não é eliminável; pode, todavia, comprometer a confiança dos pacientes e, de alguma forma, deve ser administrado. Os médicos são motivados por uma profunda consciência ética, referida no Código de Ética Médica, que é colocada à dura prova todos os dias por "informadores" que devem aumentar a venda de seus produtos. Não são todos os que têm plena consciência dos condicionamentos que agem sobre suas decisões, de tal modo que algumas podem ser inconscientemente influenciadas por interesses alheios. Sabe-se que a ganância ofusca a consciência.

Vimos como os variados mecanismos instaurados para conceber as pesquisas científicas, para manipular as conclusões, para divulgar mensagens favoráveis e para influenciar as prescrições tornam-se um instrumento determinante para induzir a utilização de exames e terapias acima das evidências científicas e das necessidades dos pacientes. A ideia de que o médico pode gerar dados científicos está ameaçada na fonte e durante toda a cadeia de comunicação. Esse ruído de fundo, como define Gianfranco Domenighetti,[35] impede que os médicos tenham uma opinião independente e que os pacientes se tornem protagonistas da própria saúde e das questões relacionadas à própria doença. Portanto, é difícil e exaustivo escapar desse bombardeio sistemático quando todo o universo da indústria se movimenta com enormes recursos para mostrar que, quanto mais se prescreve, mais os doentes se beneficiarão.

CAPÍTULO 6

COMO SE DEFENDER DOS EXAMES E DAS DENÚNCIAS?

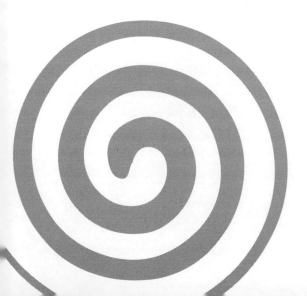

Felice B. vem ao ambulatório pela primeira vez, acompanhado da esposa e das filhas. Minha primeira impressão é que o paciente tem uns 80 anos bem conservados, tronco ereto, marcha segura, rosto bronzeado, forte aperto de mão quando nos cumprimentamos; a esposa é pequena e ligeiramente curvada, caminha com passos curtos e se senta na ponta da cadeira; as duas filhas têm uns 40 anos, são magras, bem penteadas e maquiadas, bem vestidas e com o celular nas mãos. Peço que se acomodem, mas, antes de se sentar, a filha mais jovem diz: "Deixe-me explicar o que o meu pai tem", e começa a contar em tom exaltado de uma dor que ele tem "o tempo todo" do lado esquerdo do peito, sem nenhum motivo especial que a provoque. Dirijo-me a Felice e pergunto o que ele faz todos os dias. Antes de responder, a filha interrompe e me explica que o pai passa o dia todo fora de casa, trabalhando na horta, faz muito esforço e sempre volta cansado para as refeições. Pergunto a Felice como se sente no final do dia. A filha retoma a palavra: "Não lhe dê ouvidos, certamente lhe dirá que se sente muito bem, mas eu, minha mãe e minha irmã observamos que ele volta pálido e ofegante. Meu tio, alguns anos mais jovem, teve um infarto, e estamos apavoradas que aconteça o mesmo com ele. Viemos consultá-lo para marcar uma coronariografia". Ainda tento perguntar para Felice se ele dorme bem e se tem boa digestão. "Mãe, responda você, que convive com ele", intervém a outra filha. A senhora, que até então tinha mantido o olhar fixo no chão, levanta a cabeça e diz que seu marido se recolhe às nove, levanta-se algumas vezes para ir ao banheiro e às seis já está de pé para acender o aquecedor. Consulto Felice para saber se eventualmente precisa interromper o trabalho na horta em decorrência de alguma dor no peito. Ele me olha e responde que não com a cabeça.

Estou em apuros: a probabilidade de que essa dor se deva a uma *angina pectoris* é mínima, mas as filhas estão preocupadas e são agressivas. Enquanto penso em como enfrentar a questão, faço um eletrocardiograma, que não mostra nenhuma alteração relevante, e então o examino. Por enquanto, considero que a coronariografia não seja justificável por causa da idade e do tipo de sintomas.

Para Felice, o risco de infarto é baixo, mas não ausente. E se ele, lamentavelmente, vier a ter um infarto após eu os convencer de que a coronariografia não é necessária? No mínimo, eu me sentiria muito mal, mesmo tendo justificativas, uma vez que o infarto não era previsível com base nas evidências coletadas em consulta. Imagino como seria a reação das filhas se o pai tivesse um infarto. Em casos parecidos, consegui explicar que o exame implicava riscos sem vantagens significativas, e muitas vezes o paciente aceitou meu ponto de vista. Hoje, a situação é completamente diferente. Não me sinto confortável em dispensá-los com alguns conselhos sobre como controlar o incômodo, sobre a necessidade de me ligarem caso os sintomas mudem de intensidade ou de frequência e com uma terapia para manter sob controle a pressão arterial. De qualquer maneira, prefiro prescrever um exame porque, de outro modo, imagino que as filhas sairiam insatisfeitas. Explico que, com o teste de esforço, podem-se avaliar alterações isquêmicas no eletrocardiograma, uma vez que o coração é colocado sob estresse físico. Felice me olha com um sinal de aprovação, mas a filha mais nova intervém: "Sabe, nós moramos longe, temos nossa família e nosso trabalho, nem sempre podemos estar atrás dele e não estamos tranquilas em vê-lo assim". Eles saem com um novo plano de terapia medicamentosa, o conselho para verificar periodicamente a pressão e a prescrição do teste de esforço.

Dois meses depois, telefona-me o hemodinamicista e notifica que um paciente que eu havia consultado no ambulatório tinha acabado de realizar uma coronariografia. Trata-se de Felice B.: possui uma estenose nas paredes das coronárias, mas a gravidade não demanda angioplastia. Pergunto se o paciente tinha feito a prova de esforço desde então: "Sim", me responde, "o resultado deu negativo, mas um cardiologista, com quem se consultaram, preferiu solicitar a coronariografia". Não pergunto o nome de meu colega, porque já o posso imaginar.

EM BENEFÍCIO PRÓPRIO OU DO PACIENTE?

Prescrevi a prova de esforço, e meu colega, a coronariografia, não porque estivéssemos convencidos da sua necessidade, mas, na melhor das hipóteses, para evitar sermos malvistos, e, na pior, para evitar uma denúncia por negligência. Caso tivesse ocorrido um infarto nos meses seguintes, teríamos sido acusados de não sermos capazes de reconhecer a gravidade da doença, revelada (em retrospectiva) por um infarto.

A prática de prescrever um número excessivo de exames para se proteger de eventuais denúncias é definida como "medicina defensiva" (*defensive medicine*). Trata-se de exames que o médico considera substancialmente desnecessários para o paciente, porque as probabilidades de que se revelem positivos são baixíssimas, mas ele os prescreve para evitar que o paciente ou os parentes encarem a falta de prescrição como uma negligência culpável. No caso de um evento fortuito, eles poderiam procurar um advogado e apresentar uma denúncia acompanhada daquelas frases tantas vezes lidas nos jornais: "Se tivessem feito aquele exame, agora estaria vivo", "Já que errou, é justo que pague", "Só queremos justiça, para que não aconteça com outros o que aconteceu conosco".

Além da medicina defensiva positiva, existe também a negativa, quando um médico evita submeter o paciente a um procedimento arriscado, pois sabe que o risco da intervenção é alto[1] e prefere que ele morra por causa da doença e não por causa da intervenção. Em ambos os casos, o benefício do paciente está subordinado ao risco de natureza jurídica. Trata-se de decisões ativas ou omissas, conscientes ou inconscientes que não respeitam o critério do bem do paciente, mas, sim, a intenção do médico de evitar acusações por não ter feito todas as investigações e tratamentos ou, o oposto, por ter realizado uma intervenção com êxito fatal. A experiência de ser acusado por um suposto erro profissional e de ter de esperar o veredito por anos, após interrogatórios, perícias, audiências, artigos nos jornais é extremamente estressante e humilhante para qualquer médico.[2] Esse é o motivo pelo qual cerca de 30% dos exames são prescritos por razões defensivas, e estima-se que, nos Estados Unidos, o custo da medicina defensiva gire em torno de 46 bilhões de dólares por ano. Um rio de dinheiro que não ajuda as pessoas a se sentirem melhor.[3]

De certa forma, o fenômeno da medicina defensiva depende do aumento constante dos pedidos de indenização.[4] Em outubro de 2015, a Agenzia Nazionale per i Servizi Sanitari Regionali (Agenas)* publicou o primeiro relatório do "monitoramento das denúncias de sinistros de 2014",[5] o qual mostra que o pedido de indenizações diz respeito a duas internações em cada cem; 66% referem-se a lesões pessoais; 13%, a óbitos. Ademais, 33% das denúncias referem-se às consequências de uma intervenção cirúrgica; 18%, a carências assistenciais; 17%, a diagnósticos errados; 7%, a terapias incongruentes; e 25% referem-se a outras causas. A Associazione Nazionale fra le Imprese Assicuratrici (Ania)** concluiu em 2007 que o número de sinistros no setor da saúde, relatados às agências de seguros italianas, passou de cerca de 17.000 em 1995 para aproximadamente 28.500 em 2005. Em uma sociedade que visa ao lucro, é previsível que algumas pessoas movam uma ação com o único objetivo de obter retorno econômico por algum eventual acidente.

O PONTO DE VISTA DOS MÉDICOS

Em 2009, foi realizada na Itália uma pesquisa pelo Centro Studi "Federico Stella" sobre a justiça penal e a política criminal, em colaboração com a Società Italiana di Chirurgia. Foram entrevistados

---

*   N. T.: Agência Nacional de Saúde da Itália.

**   N. T.: Associação Nacional de Companhias de Seguro – Itália.

307 cirurgiões: 70% afirmaram ter proposto uma internação mesmo quando o caso poderia ter sido tratado no ambulatório; 60% prescreveram um número de exames superior ao necessário; 59% pediram a opinião de outros especialistas por precaução; 51% prescreveram fármacos desnecessários; e 26% não operaram pacientes apenas para evitar amolações. Em relação às motivações, 80% declararam solicitar exames desnecessários por receio de um contencioso médico-legal; 60%, por receio de receber um pedido de indenização; 52%, influenciados por experiências judiciais pessoais; e 43%, por receio de ter uma publicidade negativa dos meios de comunicação. Em 2010, de acordo com 90% dos 2.783 médicos que responderam a uma entrevista realizada pela Ordine Provinciale di Roma dei Medici Chirurghi e degli Odontoiatri (Omceo)***, para fazer um diagnóstico é arriscado confiar somente na avaliação clínica, sem o suporte de exames instrumentais. Os autores a entrevista estimaram em 13 bilhões de euros por ano (equivalentes a 11,8% das despesas com saúde na Itália) o custo de práticas defensivas: prescrição de fármacos, consultas a especialistas, exames laboratoriais e internações. Dos neurocirurgiões americanos, 69% estão de acordo com a expressão "em cada paciente vejo uma possível denúncia", e 70% admitem ter pedido exames radiológicos, exames laboratoriais e/ou consultas com especialistas somente para não correrem o risco de uma ação judicial.[6]

Entre fevereiro e março de 2014, o American Board of Internal Medicine (Abim) Foundation colheu a opinião de 600 médicos americanos sobre a medicina defensiva.[7] Dois terços consideram que a prescrição de exames desnecessários é um problema sério;

*** N.E.: Ordine Provinciale di Roma dei Medici Chirurghi e degli Odontoiatri é uma entidade pública sem fins econômicos que atua como órgão subsidiário do Estado com o objetivo de proteger interesses públicos, garantido pela ordem jurídica relacionada à prática profissional.

aproximadamente a metade declara que mais de uma vez por semana um paciente solicita a prescrição de um exame inútil; 52% estão conscientes de prescrever indevidamente exames por receio de desforras judiciais. No outono [italiano] de 2015, o mesmo questionário foi proposto *online* pela Federazione Nazionale degli Ordini dei Medici Chirurghi e degli Odontoiatri (FNOMCeO)****, ao qual responderam 4.700 médicos italianos.[8] A análise das respostas revelou uma ampla conscientização do uso da medicina defensiva. Para 93% dos entrevistados, as prescrições desnecessárias representam um problema muito ou relativamente sério; para 44%, os pedidos de exames e tratamentos desnecessários muitas vezes provêm dos pacientes. Os pacientes italianos geralmente confiam nas sugestões do médico e sempre ou quase sempre seguem o conselho de evitar um exame desnecessário, mas insistem se não estiverem convencidos. Dos entrevistados, 36% declararam prescrever um exame ou tratamento mesmo considerando-o inapropriado.

Em geral, os médicos sentem-se, com ou sem razão, sob a ameaça de uma condenação que possa arruinar a sua carreira,[9] mesmo que a grande maioria das acusações penais se resolva favoravelmente na fase instrutória. As respostas constantemente revelam a supervalorização do risco, como acontece quando se tende a exagerar o perigo de um evento raro, que não é possível controlar (a probabilidade de estar no lugar em que acontecerá um atentado);[10] essa percepção, todavia, influencia profundamente as escolhas cotidianas.

RESPONSABILIDADE PENAL

No campo médico, quase sempre o resultado final não é consequência do ato imprudente de um único operador, mas de uma

---

**** N.E.: Federação Nacional das Ordens dos Médicos Cirurgiões e Odontólogos.

série de eventos.[11] Muitas vezes, o médico é o bode expiatório de uma sucessão de erros, omissões, carências, imprecisões ou apenas de circunstâncias infelizes que vão acontecendo. Ao analisar casos dos chamados "erros médicos", percebeu-se que quase sempre o incidente não teria ocorrido se somente um dos eventos que o precediam não tivesse acontecido. A culpabilização do indivíduo não favorece um processo de revisão virtuosa do sistema, mas incentiva uma postura de suspeita por parte dos pacientes e uma tendência do médico a adotar comportamentos defensivos, transformando-se em uma nefasta avalanche: quanto mais um médico se sentir sob ameaça, mais exigirá investigações e consultas para reduzir o risco de um diagnóstico falho, para "objetivar" o problema clínico e diluir as responsabilidades com outros atores (a radiologia, o laboratório, o especialista), e, assim, mais recomendações preventivas serão incorporadas nas diretrizes. Em última análise, a medicina defensiva piora a qualidade dos cuidados de saúde, encorajando procedimentos desnecessários e um crescimento dificilmente controlável de resultados ambíguos ou falsamente positivos, que, por sua vez, exigem outros exames e terapias desnecessárias.

Nos últimos quinze ou vinte anos, os processos de responsabilidade médica triplicaram em relação ao passado: a evolução dos meios diagnósticos e a difusão de conhecimentos em âmbito geral, graças também à internet, conduziram a um maior controle da atividade desenvolvida pelo médico. A isso se devem somar: (i) um princípio do Direito: *in dubio pro reo*, ou seja, na dúvida, considera-se o paciente a parte mais frágil na relação com o médico (ii) e a certeza de uma cobertura de seguro do médico e do estabelecimento de saúde, que aumentam os pedidos de indenização do dano e, em geral, de forma contenciosa.

Em geral, o médico pode ser chamado a responder por uma responsabilidade de tipo penal, e, como consequência, à indenização imediata do dano, ou de tipo civil. No primeiro caso, o médico que cometer um ato ilícito contra um paciente, no âmbito dos serviços de saúde, pode ser processado por delitos como lesão corporal (culposa) ou homicídio (culposo), em que o êxito fatídico da operação é a morte do paciente.

A investigação da responsabilidade penal é algo extremamente delicado. O artigo 40 do Código Penal Italiano contempla que ninguém pode ser punido por um fato previsto pela lei como crime se o evento não for a consequência de sua conduta. Além disso, prevê que não impedir um evento que se tem obrigação jurídica de impedir equivale a causá-lo. As duas tipologias de conduta, que se identificam como comissivas (o médico fez algo que não deveria fazer) ou omissas (o médico não fez algo que deveria ter feito na qualidade de médico), demandam a investigação do nexo causal. Em essência, deve-se provar – acima de qualquer dúvida – que o dano ao paciente foi causado por uma específica ação desempenhada por determinado médico, com todas as dificuldades que já vimos nos parágrafos anteriores, relacionadas ao trabalho em equipe, à concatenação de eventos e às circunstâncias especiais de um caso específico.

Salvo casos de perigo de vida ou de dano urgente e grave à pessoa, o termo de consentimento é o pressuposto de legalidade do tratamento médico, em consideração ao direito à liberdade pessoal (física e moral) e à autodeterminação do paciente, consagrados pelos artigos 13 e 32 da Constituição Italiana.

O êxito do procedimento penal, em caso de investigação da responsabilidade, coincide com a condenação do médico à pena prevista para esse crime. Os sujeitos que sofreram danos pela conduta culposa do médico também têm o direito de recorrer a um processo civil para obter a respectiva indenização (de acordo com o artigo 185 do Código Penal Italiano).

RESPONSABILIDADE CIVIL

A investigação da responsabilidade civil do médico segue um percurso diferente e tem julgamento autônomo. Pode-se dizer que ainda permanece válido o conceito proferido pela Suprema Corte Italiana em 1941 sobre os princípios que deveriam conduzir as investigações de tal responsabilidade:

> Não existe nenhuma posição, nenhuma condição, nenhuma profissão, nenhuma arte, nenhuma função – por mais elevada que seja – que possa atribuir a irresponsabilidade e reivindicar a imunidade para si, porque o especialista das chamadas artes liberais também responde por erro profissional. Evidentemente, na avaliação deste proceder-se-á com critérios de maior ou menor dimensão de acordo com a maior ou menor incerteza ou imperfeição da arte em si, mas se trata de uma avaliação de mérito que, existindo um contrato, deve ser feita por juiz civil com os critérios e as normas ditadas pela Lei Civil.[12]

Pois bem, para entender o mecanismo de uma ação civil, é necessário analisar as duas tipologias de responsabilidades identificadas pelo Código Civil Italiano, que determinam o ônus da prova, isto é, quem deverá provar os fatos perante o juiz:

- a responsabilidade contratual, especificamente decorrente de um contrato ou de uma obrigação (artigo 1.218 do Código Civil Italiano);
- a responsabilidade extracontratual, que resulta de qualquer ato da vida cotidiana exercido culposamente (com negligência) ou dolosamente (com intencionalidade) por um sujeito, que tenha causado um dano injusto a outrem (artigo 2.043 do Código Civil Italiano). Por exemplo, seria atribuível a responsabilidade

de tipo extracontratual a uma pessoa que, ao regar as flores na varanda de casa, deixasse cair um vaso, provocando uma lesão em um pedestre.

Na responsabilidade contratual, o ônus da prova fica a cargo da parte citada em juízo (em nosso caso, o médico), que deve demonstrar que o evento não foi consequência de um comportamento negligente ou doloso de sua parte; na responsabilidade extracontratual, o ônus da prova inverte-se e fica a cargo da pessoa lesada a demonstração do fato ilícito sob todos os aspectos (fato, nexo de causalidade, culpa ou dolo do autor do fato ilícito, dano).

Como se pode bem imaginar, no primeiro caso, basta que o paciente demonstre ao juiz que teve uma problemática qualquer, alegando que a culpa é do médico que o operou meses ou anos antes. O médico e o estabelecimento terão, portanto, o ônus de demonstrar seja a ausência do nexo causal, seja a retidão de seu trabalho. Até hoje, o direito qualifica a responsabilidade do médico e do estabelecimento de saúde como contratual, considerando o relacionamento que se instaura entre médico, estabelecimento e paciente atribuível ao esquema do contrato de trabalho profissional e do "contrato hospitalar".

Nesse contexto e na maioria dos casos, o médico e o estabelecimento de saúde se valem da proteção dos seguros por danos causados em atividades profissionais. Ao invés de enfrentarem um longo julgamento com riscos e custos legais, o estabelecimento de saúde e os seguros, em geral, concordam que é melhor estipular imediatamente um valor com o paciente e renunciam a levar adiante a ação judicial (acordo de conciliação). Essa prática levou à instauração de processos infundados na perspectiva de obter, de qualquer maneira, um valor em dinheiro.

Com a recente Lei 182/2012, conhecida como Lei Balduzzi, o legislador procurou reduzir os contenciosos. A lei estabelece que, em caso de dano ao paciente, o médico não responda penalmente por culpa leve (negligência, leve imperícia) se, no exercício de sua profissão, ele se ateve às diretrizes e às boas práticas aprovadas pela comunidade científica. Desse modo, ele responderá somente por casos de culpa grave, entendidos como erro "grosseiro" devido, especialmente, à violação de regras fundamentais e à não adoção de instrumentos e conhecimentos médicos. Todavia, no âmbito civil, ainda é do médico a responsabilidade em caso de dano ao paciente, mas o juiz deve levar em conta o comportamento "diligente" (de acordo com as diretrizes) na determinação da indenização do dano.

Quando a lei entrou em vigor, a verdadeira novidade foi prever que casos de "culpa leve" fossem considerados de responsabilidade extracontratual, pesando sobre o paciente um maior ônus da prova. As decisões mais recentes da Suprema Corte Italiana, todavia, negam essa nova estrutura processual, evidenciando a extrema dificuldade que os pacientes teriam para demonstrar danos reais por negligência profissional, mantendo, portanto, o esquema da responsabilidade contratual.[13]

Em essência, a situação pouco mudou. Até hoje, a proliferação de consultas e exames desnecessários alimenta-se do medo de incorrer em responsabilidades civil ou penal.

COMO SE PROTEGER?

Antes de uma intervenção cirúrgica, em quase todos os hospitais, são solicitadas muitas investigações e consultas especializadas, inclusive a pessoas jovens e em plena saúde que aguardam uma intervenção menor, ainda que uma boa consulta fosse suficiente para definir o risco operatório do paciente.[14] O objetivo é proteger-se de encontrar posteriormente uma patologia não detectada na consulta. Assim, aumentam as demoras, as estadias hospitalares se prolongam, os custos se elevam, as listas de espera se acumulam e corre-se o risco de desencadear uma avalanche de exames, muitas vezes desnecessários. A experiência e a literatura científica mostram que é raríssimo detectar por acaso algo tão relevante que impeça a realização da intervenção cirúrgica. Ainda que os especialistas estejam de acordo sobre o fato de que muitos exames pré-operatórios sejam supérfluos (radiografia de tórax,[15] eletrocardiograma[16] e vários exames de sangue[17]), é realmente difícil eliminar o costume de realizá-los rotineiramente em todos os pacientes.

EXPLICAÇÕES INSUFICIENTES

Cotidianamente, os médicos tomam decisões sem conhecer suas consequências; somente o resultado estabelece se a escolha foi correta. Isso significa que serão elogiados se as coisas derem certo, ou vituperados e talvez denunciados se o êxito não corresponder às expectativas.

As denúncias originam-se da raiva causada pela carência de informações adequadas sobre como ocorreu o acidente[18] e do fato de o médico não se mostrar disposto a reconhecer sua responsabilidade. Os pacientes não confiam em explicações apressadas e autoindulgentes, então apresentam a denúncia para que uma terceira parte, o judiciário, avalie e julgue. Mais de 85% daqueles que deram início a um processo de desforra judicial consideram insatisfatória a comunicação com os médicos;[19] quase metade dos pais cujos filhos sofreram danos ao nascimento[20] reclama contra a tentativa de esconder ou minimizar o problema; 13%, contra o pouco tempo dedicado para ouvir as queixas; e 70%, de não serem informados sobre as consequências futuras do dano. Quem entra com uma ação pede mais honestidade, maior consciência do dano e dos sofrimentos causados, maior envolvimento com a dor provocada e um compromisso substancial para evitar acidentes semelhantes. De fato, os pacientes sentem-se aliviados quando tomam conhecimento de que sua denúncia contribuiu para a mudança de processos organizacionais.[21] Em contrapartida, os médicos subestimam que o dano emocional provocado por um acidente, no âmbito da saúde, possa ser maior do que o físico, criando-se os pressupostos para as denúncias. Uma comunicação apressada desperta sentimentos de raiva que levam a fenômenos regressivos;[22] uma boa capacidade comunicativa não só reduz os litígios judiciais, mas cria maior satisfação dos pacientes e melhores resultados em termos de saúde.[23] É por isso que os especialistas recomendam aos médicos que coletem com atenção a história do paciente, que realizem uma consulta adequada, que se comuniquem de forma empática, sabendo acolher e administrar as ansiedades, os medos, a raiva e as recriminações, a fim de reduzir os litígios judiciais e o excesso de exames e de tratamentos defensivos.[24]

NEGLIGÊNCIA MÉDICA

Nesse cenário de denúncias crescentes e de medicina defensiva, um papel crucial é exercido pelos meios de comunicação, que especulam sobre uma informação negativa e sensacionalista. Para os jornais, existem somente excelências e negligências médicas: ou apresentam uma nova descoberta que permitirá curar (sabe-se lá quando) doenças crônicas, ou descrevem cenários deprimentes de descuido, de má assistência e de erros médicos. Pouco espaço é dedicado aos milhares de casos que todos os dias são resolvidos nos hospitais e nos ambulatórios: uma árvore que cai faz mais barulho do que uma floresta que cresce. Negligência médica é um termo obsceno, que compreende tudo de negativo que possa acontecer com um paciente. Confunde-se o erro médico com o atraso na chegada da ambulância por causa do trânsito na cidade; a falta de um leito com um tratamento inadequado; o acidente imprevisível com o interesse econômico; a não prescrição de um exame com a morte acidental. Negligência médica passou a ser uma expressão *multiuso* que acusa, mas não explica, que evoca instintos vingativos e abala a relação de confiança entre médico e paciente. Ouço de meus colegas: "Em caso de acidente, tenho mais medo das manchetes dos jornais do que do veredito do juiz; dos jornalistas, não posso me defender; no tribunal, sim". Essa afirmação sintetiza as dificuldades encontradas quando um acidente na área da saúde se torna notícia de página inteira, que acusa sem provas, presumindo o nexo entre o comportamento do médico e a morte do paciente, como se o erro e a imperícia fossem a única causa possível. Tomo como exemplo o título de uma notícia publicada pelo jornal *La Stampa*, de 15 de junho de 2015: "Criança de 7 anos morre porque exames não foram feitos". É a história de um menino que dá entrada no hospital com pneumonia e, apesar dos cuidados intensivos, ele morre. Nas alegações ao juiz, o perito nomeado pela família declara que, se a criança tivesse feito uma radiografia de tórax uma semana antes, quando veio ao pronto-socorro por causa de um episódio febril, teria sido identificado um foco de pneumonia tratável na fase inicial. Para o jornal, a hipótese a ser comprovada torna-se um nexo causal e uma condenação. O título sugere que a hipótese do perito seja a verdade elucidada, uma verdadeira sentença proferida sem investigações e sem o princípio do contraditório. Nesse caso específico, o processo terminou alguns meses depois, com uma sentença de rejeição da denúncia contra os médicos envolvidos, por falta daquele nexo de causalidade presumido pelo jornal. É lamentável que o profissionalismo de toda uma equipe seja questionado perante os cidadãos que habitualmente frequentam esse pronto-socorro, que passaram a ter menos confiança nele após esse evento. Desagrada mais ainda pensar que todas as crianças que se apresentarem com um episódio febril serão submetidas a radiografias inúteis e que a espera será prolongada por conta da realização de muitos exames desnecessários. Esse é um dos mecanismos que favorecem a aplicação da medicina defensiva e da prescrição indiscriminada de exames a qualquer pessoa que vá a um pronto-socorro.

Se quisermos romper o ciclo deletério induzido pela medicina defensiva, é necessário um envolvimento ativo dos meios de comunicação para evitar que medicina demais invada a vida dos cidadãos e que a relação de confiança entre médico e paciente, tão delicada e vital, seja prejudicada.

CAPÍTULO 7

DESPERDÍCIOS

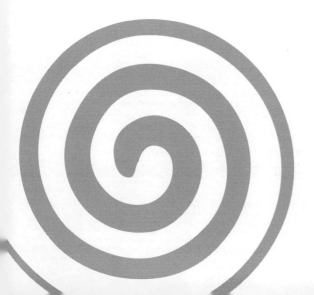

O robô cirúrgico é um aparelho sofisticado dotado de quatro braços articulados, manipulados pelo cirurgião que fica sentado em frente a um console e comanda os movimentos utilizando dois pedais e duas alças, enquanto olha a imagem tridimensional em uma tela. As vantagens? É mais fácil realizar intervenções por reduzir os tremores das mãos do cirurgião; a posição de trabalho é mais confortável; as perdas de sangue durante a intervenção são menores; a recuperação pós-operatória é mais rápida; abrevia-se o período de internação; a intervenção pode ser realizada por um especialista que se encontre em outro lugar: os cirurgiões ficam entusiasmados e, assim, justifica-se o investimento. As desvantagens? A ausência de claros benefícios em relação às intervenções tradicionais;[1] maior duração da operação; perda da sensação tátil por parte do cirurgião; notável dificuldade com o equipamento; custos elevados para a sua aquisição, manutenção e para o material de consumo (entre 1 e 2 milhões de euros para a compra e instalação, a depender da necessidade de trabalhos concomitantes de alvenaria; de 100 a 150 mil euros de manutenção por ano; de 1 a 2 mil euros de material para cada intervenção);[2] longa formação dos operadores para o uso do equipamento;[3] decepção dos pacientes que esperavam mais.[4] Em poucas palavras, uma instrumentação muito cara que não se justifica por não mostrar melhora substancial em termos de saúde. O único robô cirúrgico à venda é o sistema Da Vinci, construído pela Intuitive Surgical (Sunnyvale, Califórnia, EUA), que opera em regime monopolista. Apesar de uma relação substancialmente negativa entre custos e benefícios, o mercado está em forte expansão, especialmente na Europa: em junho de 2011, havia registro da compra de 50 aparelhos na Alemanha e na Itália, 40 na França e 25 no Reino Unido.[5]

Na Itália, pelo menos, a escolha de instalar um robô em um hospital não deriva de um planejamento racional em âmbito nacional ou regional, mas da pressão exercida pelos cirurgiões e da iniciativa dos diretores executivos. Mesmo com uma economia nacional instável, somos o país europeu com o maior número de robôs cirúrgicos por milhão de habitantes.

ROBÔ E PRÓSTATA

A intervenção mais documentada sobre o uso do robô em sala operatória é a prostatectomia. Mesmo nesse contexto, ainda não existem provas sólidas sobre a segurança, eficácia e vantagens;[6] pelo contrário, comparativamente à intervenção tradicional, foi observado um maior número de casos de incontinência urinária e de disfunção erétil após a prostatectomia total.[7] Ao verificarem que a prostatectomia assistida por robô ou a clássica retropúbica produzem resultados semelhantes, os autores de uma pesquisa randomizada encorajaram "os pacientes a escolher o urologista no qual confiam e pelo qual são acompanhados, em vez de se preocuparem com o tipo de intervenção cirúrgica".[8] Além disso, a introdução da robótica também aumentou o número de intervenções: graças a uma técnica menos invasiva para o paciente e mais fascinante para o cirurgião, registrou-se um aumento das indicações cirúrgicas também para pacientes que poderiam ter sido tratados apenas com terapia medicamentosa.[9]

O que induz os cirurgiões a solicitarem a compra do equipamento e os hospitais a comprá-lo? O desejo de estar "à frente" dos concorrentes; o fascínio que uma intervenção robótica exerce sobre a fantasia e sobre o imaginário dos pacientes; o prestígio para a fundação bancária que financia a compra; e, às vezes, a perspectiva de ganhos ilícitos. Em outras palavras, trata-se de uma questão de imagem. Além do fascínio, o dinheiro também conta. Nos Estados Unidos, em 1º de agosto de 2013, entrou em vigor uma norma (*Sunshine Act*) exigindo que as indústrias que operam no setor da saúde tornem públicos os dados relacionados a transações financeiras superiores a 10 dólares realizadas com médicos. No período de agosto de 2013 a dezembro de 2014, a Intuitive Surgical disponibilizou aos cirurgiões americanos quase 40 milhões de dólares para convencê-los da utilidade do robô.

CUSTOS E DESPERDÍCIOS

A tecnologia desperta um fascínio especial, porque idealmente está associada à perfeição, à padronização, à eficiência, à objetividade. No setor da saúde, será que o investimento em tecnologia é sempre justificado pelos resultados? É opinião corrente que para obter melhores resultados, em termos de saúde, é necessário investir mais recursos. Mas onde se investe mais, os cidadãos estão melhor? Parece que não. Uma equipe de pesquisadores da Universidade de Dartmouth[10] avaliou os custos do programa Medicare em cada área dos Estados Unidos, reunindo-as em cinco grupos: daquelas com os maiores custos àquelas com os menores (com uma diferença média de 30% entre as áreas extremas). Em cada um dos cinco grupos, foram avaliadas as taxas de mortalidade, as condições gerais e a satisfação com o tratamento recebido por parte dos pacientes internados por fratura do fêmur, por câncer no cólon e reto e por infarto do miocárdio. Os pesquisadores observaram que, nas áreas onde se gasta mais, os pacientes recebem em média 60% a mais de tratamentos, mas apresentam maior taxa de mortalidade e não demonstram maior satisfação pelos tratamentos recebidos, comparativamente aos que são tratados em áreas onde se gasta menos, confirmando o que sustentam os especialistas: o investimento em tecnologia não oferece, em termos de saúde, benefícios proporcionais aos gastos efetuados.

Economistas, políticos e dirigentes estão de acordo sobre um aspecto: os custos para a assistência médica estão se tornando insustentáveis (nos Estados Unidos, em 2010, representavam 18% do PIB) e subtraem recursos de outros sistemas produtivos.[11] Uma parte do aumento pode ser atribuído ao envelhecimento da população, mas, de acordo com alguns autores, esse aspecto abrange somente 6 a 7% do aumento.[12] Todos os sistemas de saúde (público ou privado) adotam artifícios organizacionais para conter custos e reduzir serviços médicos, sabendo que o terreno onde estão se movendo é um campo minado, em que se encontram os enormes interesses dos produtores e as expectativas dos cidadãos, que pagam impostos ou prêmios de seguros. Nesse contexto, está surgindo uma política para identificar e reduzir os desperdícios, cortando investimentos que não produzem saúde e, às vezes, que causam danos. Donald Berwick (ex-diretor geral dos serviços públicos americanos de assistência aos idosos e aos pobres: Medicaid e Medicare) identificou seis categorias de desperdícios: carência de cuidado e assistência (a falta da adoção de medidas preventivas e de proteção individual provoca acidentes e doenças, cujos tratamentos são caros e, muitas vezes, pagos pelo resto da vida); carência na organização de saúde (duplicação de procedimentos, hospitalizações impróprias); tratamentos excessivos (prescrição de tratamentos e intervenções cirúrgicas ineficazes, tratamentos para pacientes que não precisam deles, adoção de tratamentos intensivos no fim da vida);[13] complexidade burocrática (aplicação de regras ineficientes, contraditórias, repetitivas, desnecessárias); carência no controle dos preços (falha de competição); fraudes e corrupção (não é necessário detalhar esse item aos leitores italianos e brasileiros). Berwick estima que, nos Estados Unidos, os desperdícios em saúde girem em torno de 560 a 1.200 bilhões de dólares por ano, o equivalente a 21 a 47% do orçamento de saúde nacional: para cada dólar gasto, de 20 a 50 centavos são improdutivos. Só com tratamentos excessivos, o valor estimado está entre 158 e 226 bilhões de dólares por ano, o equivalente a 25% do montante desperdiçado.[14] O Institute of Medicine chegou a estimativas semelhantes:[15] 30% (765 bilhões de dólares) do orçamento da saúde não produz benefícios para os pacientes. Cerca de 210 bilhões dizem respeito a atendimentos e prestação de serviços desnecessários e ao excessivo ou mau uso dos exames e tratamentos.

Já é conhecida a preocupação de que a superprescrição e os supertratamentos estejam se tornando problemas relevantes no Ocidente no âmbito do indivíduo, dos sistemas de saúde e da sociedade.[16] Um grupo de psicólogos, epidemiologistas, clínicos gerais, estudantes e especialistas em ética resumiu as causas da superprescrição nos seguintes aspectos:[17] uso de exames cada vez mais sensíveis, que identificam anormalidades que não possuem caráter evolutivo; ampliação da definição de doença, reduzindo o valor de referência acima do qual é necessário iniciar um tratamento farmacológico ou cirúrgico; transformação de sintomas em doenças a serem tratadas; preocupação dos médicos por não fazer o diagnóstico e incorrer em contenciosos médico-legais; entusiasmo generalizado pelos rastreamentos; incentivos financeiros para a compra de novos equipamentos. Paralelamente, o mesmo grupo delineou as consequências: repercussões negativas do ponto de vista psicológico, das relações interpessoais e comportamentais; deterioração da qualidade de vida; danos físicos resultantes dos efeitos indesejáveis de exames e tratamentos desnecessários.

TECNOLOGIA E DESPERDÍCIOS

Uma parte do aumento dos custos deve-se aos investimentos em tecnologia,[18] não somente por sua gestão e adequação, mas sobretudo por sua difusão não motivada por necessidades clínicas. Frequentemente, os novos equipamentos não são utilizados e ficam encaixotados por anos em subsolos; em outros casos, são usados em grau abaixo do de suas potencialidades, porque faltam competência, infraestrutura ou, simplesmente, pacientes que possam se beneficiar; outras vezes ainda, para justificar a compra, são utilizados em pacientes que não precisam deles. Assim, cria-se a necessidade daquela tecnologia e aumenta-se o exército de pessoas sadias que se tornam doentes.

Por exemplo, a colecistectomia laparoscópica (intervenção realizada mediante alguns furos no abdômen, através dos quais se introduzem os instrumentos cirúrgicos) é um procedimento muito rápido, causa menos incômodo e é mais econômico do que uma intervenção cirúrgica tradicional, que prevê um longo corte na barriga. Quando essa técnica começou a se propagar, foi previsto que haveria uma redução dos custos à medida que a intervenção tradicional fosse suplantada: paradoxalmente, houve um aumento, porque o número total de colecistectomias também cresceu. Observou-se um fenômeno semelhante com a divulgação das angioplastias coronarianas, que, apesar de custarem menos do que uma cirurgia de *bypass*, provocaram aumento de custos, sem a substituição do procedimento, pois elas se somaram às demais intervenções cirúrgicas cardíacas.[19] A frivolidade com que a ressonância magnética é prescrita para cada pequeno incômodo no joelho implica a constatação de anomalias no menisco, fenômenos degenerativos, osteófitos visíveis até mesmo em pessoas que não têm dor no joelho;[20] assim que "algo é constatado", torna-se imperioso propor uma intervenção para corrigir a anormalidade. A consequência é que o número de intervenções laparoscópicas no joelho está aumentando exponencialmente, embora tenha sido comprovado, pelas poucas pesquisas feitas até agora, que depois de alguns anos não há diferença entre aqueles que fizeram ou não a cirurgia.[21] Em suma, a simplificação dos procedimentos diagnósticos e cirúrgicos induziu a realização de intervenções desnecessárias, por condições que, muitas vezes, se atenuam ou se resolvem espontaneamente. Muitos cirurgiões também recomendam a laparoscopia para pessoas que não apresentam uma indicação clara para o procedimento,[22] e muitas angioplastias são realizadas de forma injustificada.

O recurso maciço à tecnologia nem sempre melhora os resultados: em uma pesquisa que comparou dados dos Estados Unidos e do Canadá, foi avaliada a eficácia do fármaco inibidor da enzima de conversão da angiotensina (IECA) na redução do risco de morte em pacientes com infarto. A coronariografia foi realizada em 68% dos pacientes nos EUA e em 31% no Canadá; uma angioplastia ou a colocação de um *bypass*, em 12 e 3%, respectivamente. Diante do uso recorrente dos procedimentos, seja a mortalidade (23% nos pacientes americanos e 22% nos canadenses), seja a incidência de reinfarto (respectivamente, 13 e 14%) foram as mesmas nos pacientes acompanhados nos dois países.[23] Essa observação é corroborada por inúmeras pesquisas, nas quais se mostra que áreas com maior intensidade de tratamento também possuem taxas mais altas de ineficiência e de tratamentos inadequados,[24] e, ainda, pela constatação de que a despesa *per capita* com saúde nos Estados Unidos é maior, um país que aparece na parte de baixo do *ranking* mundial de expectativa de vida ao nascimento e de idade média de vida para homens e mulheres.

Algumas pessoas afirmam que, com a propagação da tecnologia, os preços diminuem, mas não levam em consideração que, ao se reduzirem os preços, novas tecnologias mais caras ganham terreno e passam a ser apresentadas como um progresso substancial e imperdível, exigindo de médicos e diretores a atualização e renovação dos instrumentos.

Os sistemas de saúde investem vários recursos na perspectiva de melhorar a saúde dos cidadãos, principalmente em instrumentação diagnóstica, em tratamentos inovadores e, de bom grado, naquilo que rende em termos de imagem. Estima-se que os benefícios produzidos pelos sistemas de saúde incidam de 10 a 15% sobre a taxa de mortalidade da população; os outros 85-90% dependem de fatores genéticos, estilo de vida, condições ambientais, sociais e culturais.[25] Cerca de 40% das mortes são causadas por comportamentos modificáveis com intervenções preventivas, e de 10 a 15% resultam de uma fraca equidade na distribuição dos tratamentos.[26] O historiador de medicina Thomas McKeown[27] observou que a principal contribuição para a melhoria da saúde na Inglaterra nos últimos duzentos anos teve origem mais no progresso do fornecimento de alimentos, na qualidade da alimentação e nas condições higiênicas do que nas intervenções médicas. John Bunker estimou que, desde 1950, os tratamentos médicos contribuíram para três dos sete anos de aumento da expectativa de vida; o restante se devia ao estilo de vida.[28] Profissionais e organizações de saúde, no entanto, recebem incentivos somente para tratar os doentes.

TRATAMENTOS E EXAMES DESNECESSÁRIOS

A informação científica foi durante muito tempo selecionada para divulgar a ideia de que a inovação é sempre útil, conveniente, adequada. Esse mecanismo ocultou aspectos críticos e contraindicações, favoreceu a adoção de novos tratamentos e de novos exames e, acima de tudo, incentivou seu uso extensivo. No final do século XX, vozes respeitáveis levantaram-se para denunciar essa manipulação e para pedir que as pesquisas com resultados negativos também fossem divulgadas, para que os médicos pudessem ter uma ideia realista e não viciada sobre a eficácia dos instrumentos terapêuticos e diagnósticos disponíveis.

Pouco a pouco começaram a surgir dados inquietantes mostrando um uso inábil e ineficiente da tecnologia: 15% das intervenções de *bypass* são realizadas por indicações incertas e 10% por indicações inapropriadas;[29] 50% das angioplastias coronarianas realizadas nos Estados Unidos são apropriadas, 38% incertas e 11% inapropriadas;[30] a taxa de inadequação aumenta nas áreas geográficas em que se realizam mais angioplastias[31] e quando são tratados homens brancos com seguros privados;[32] muitas intervenções na coluna vertebral não oferecem benefícios duradouros;[33] nos hospitais em que se pratica o uso extensivo de internações, as terapias intensivas solicitam mais exames por paciente, elevando os custos sem modificar a mortalidade hospitalar;[34] mais de 20% das quimioterapias são administradas em pacientes nos últimos três meses de vida, mesmo para tumores que não respondem à terapia;[35] de 30 a 50% das investigações radiológicas são solicitadas de forma parcial ou totalmente inapropriada;[36] na Itália, somente 56% das prescrições de radiografias em âmbito ambulatorial se revelam apropriadas (com um percentual que não varia quando a solicitação é feita por um clínico geral ou por um especialista), e a eliminação dos pedidos inapropriados poderia reduzir os custos em 36%;[37] nos Estados Unidos, um terço das tomografias axiais computadorizadas (TAC) é prescrito de forma injustificada, sujeitando a radiações desnecessárias cerca de um milhão de crianças a cada ano;[38] 53% das TAC e 35% das ressonâncias magnéticas solicitadas para dores na coluna (que, frequentemente, se resolvem de forma completa e espontânea) são desnecessárias[39] – na verdade, o uso excessivo de diagnósticos por imagem aumentou a ansiedade e o recurso à cirurgia, embora seja notório que 36% das pessoas com mais de 65 anos assintomáticas tenham uma hérnia de disco, 21% tenham uma estenose espinhal, 90% tenham um disco alterado ou saliente.[40] O uso maciço dos diagnósticos por imagem, como primeira abordagem a qualquer pequeno problema, reduziu a capacidade de os pacientes avaliarem como evoluem seus próprios sintomas, favorecendo a adoção de comportamentos insanos.[41]

A partir de uma avaliação geral das pesquisas sobre o uso excessivo de procedimentos comuns,[42] verifica-se que de 8 a 11% dos ecocardiogramas, de 5 a 23% das endoscopias, de 16 a 70% das histerectomias, de 30 a 40% das transfusões, de 5 a 28% das radiografias por dor na coluna, de 13 a 80% dos controles após a quimioterapia, de 28 a 38% das oxigenoterapias, de 1 a 33% das intervenções na carótida foram realizadas sem uma indicação válida.

Todas as especialidades médicas utilizam mal os exames e as terapias disponíveis, expondo os pacientes a esperas e custos desnecessários. Esses dados, mesmo que, por vezes, de confiabilidade duvidosa, por conta da impossibilidade de definirem com precisão e só *a posteriori* se um teste foi solicitado de forma apropriada, mostram que a parcela de desperdícios não é marginal e subtrai recursos de tratamentos essenciais, voltados às camadas mais desfavorecidas da população: à medida que a super e a má prescrição crescem, aumentam também as subprescrições.

A LÓGICA DO MACACO

É indispensável continuar a investir em novos fármacos, novos exames e novas tecnologias, para melhorar a qualidade e a segurança dos tratamentos e garantir mais progressos. A sua divulgação e utilização, no entanto, devem ser responsavelmente guiadas, a fim de evitar usos inapropriados que induzem necessidades fictícias e desperdício de recursos. Os especialistas em organização de saúde reproduzem o eficiente sistema de produção da Toyota e usam o termo japonês *muda* para identificar especificamente atividades desnecessárias e improdutivas. Parece óbvio ser necessário comprar somente equipamentos que produzam benefícios reais e que agreguem valor à saúde dos pacientes; o resto é desperdício de dinheiro público. O robô cirúrgico pode desempenhar um papel essencial para resolver determinadas intervenções e deve ser instalado em instituições orientadas para a realização da cirurgia e para o tratamento de patologias complexas. A divulgação sem planejamento, quando faltam serviços básicos e de assistência aos idosos, quando se regateiam medicamentos indispensáveis, quando não se investe em tratamentos paliativos ou na assistência aos portadores de deficiência e no controle da dor, é uma escolha imoral. Há mais de trinta anos, David Reuben, do Rhode Island Hospital, dizia: "Tem-se a impressão de que a tecnologia na medicina é validada de modo insuficiente, disseminada de modo irresponsável e aceita de modo acrítico".[43] Não parece que nas últimas décadas o cenário tenha substancialmente melhorado.

A relação conflituosa entre o homem e a tecnologia foi exemplificada em 1986 por George Diamond, cardiologista de grande perspicácia do Cedars-Sinai Medical Center, em Los Angeles, como a lógica do macaco (*the monkey business*).[44] Em um memorável artigo, ele escreveu:

> Quando um caçador africano quer capturar um macaco, procura uma árvore oca, escava um buraco na casca, afasta-se e se senta para esperar. Mais cedo ou mais tarde, um macaco passa por ali. O caçador então coloca algumas sementes no buraco, fazendo-se notar pelo macaco, e se afasta novamente. O macaco curioso corre para o tronco, enfia a mão no buraco, agarra as sementes e... cai na armadilha! Na verdade, o buraco é muito pequeno para deixar a mão sair com o punho fechado. Para se salvar, o macaco poderia desistir de sua presa, mas não consegue entender isso. Ele não quer renunciar às sementes, mesmo que isso lhe custe a liberdade. E sempre funciona. Nas últimas décadas, os médicos foram capturados de forma semelhante pelos fornecedores de tecnologia...

Frequentemente, são as inovações que orientam as escolhas no âmbito da política de saúde e não o inverso. Para melhorar ainda mais o bem-estar de nossa vida cotidiana, é necessário sair da lógica de prescrever exames desnecessários e medicamentos de eficácia duvidosa ou de investir em novas tecnologias somente para vangloriar-se de ser uma excelência no setor da saúde.

CORTES DE CUSTOS GERAIS OU ESPECÍFICOS

Como vimos, inúmeros fatores contribuem para aumentar os custos da saúde, desde a corrupção até a burocracia, da carência de intervenções em estilos de vida a falhas organizacionais, da super-prescrição à escassez de tratamentos essenciais, e não conseguiremos conter substancialmente os custos até que se interfira de modo simultâneo e específico nos vários problemas. Portanto, torna-se essencial desenvolver um programa de participação de cidadãos e pacientes nas decisões que lhes dizem respeito, informando-os com honestidade e adequação acerca das intervenções médicas. Assim, a consciência de que o excesso de exames e intervenções é um fenômeno a ser contido poderá se tornar um patrimônio comum. Caso se continue a gerar expectativas irreais no sentido de uma medicina onipotente e de uma saúde infalível, haverá aumento de custos, de desperdícios e de conflitos em relação aos médicos e aos serviços de saúde, sempre que uma solicitação não for satisfeita.

A estratégia muitas vezes adotada para reduzir os custos da saúde consiste em impor cortes gerais, que produzem um efeito em cascata: na Itália, o Estado destina menos fundos para as Regiões, as quais direcionam menos recursos aos hospitais e às Azienda Sanitaria Locale (ASL)*, que economizam aqui e ali, sem um planejamento estratégico. Em um momento de crise econômica e, portanto, de contenção de despesas, o Servizio Sanitario Nazionale** foi tomado por uma onda de "grande eficiência": fechar os serviços, as instalações, os hospitais que produzem pouco. Em geral, é verdade que um médico ou um departamento que realiza poucos procedimentos não tem experiência suficiente para resolver casos incomuns, difíceis ou complexos, mas é restritivo avaliar a eficiência de uma instituição somente pelo método mais simples: contando o número de serviços. Desse modo, incentiva-se o mecanismo perverso de realizar intervenções inapropriadas com o objetivo de aumentar a casuística e de

---

*   N. T.: Sistema Regional de Saúde na Itália.

**   N.E.: Sistema Nacional de Saúde italiano.

ultrapassar os valores limiares individuais em âmbito nacional como índices de eficiência.

Em vez de reduzir indiscriminadamente os recursos, seria melhor identificar e eliminar procedimentos, exames, medicamentos, intervenções que não produzem saúde. É possível e pode funcionar. Em virtude da crescente inquietação com o uso inapropriado dos recursos, em 2009, a Society for Cardiovascular Angiography and Interventions, a Society of Thoracic Surgeons, a American Association for Thoracic Surgery, a American Heart Association e a American Society of Nuclear Cardiology instituíram conjuntamente uma comissão para definir os critérios de adequação das angioplastias coronarianas.[45] Um grupo de pesquisadores,[46] utilizando esses critérios, avaliou as indicações de 2,7 milhões de angioplastias realizadas de 2009 a 2014 e observou uma queda de 26 a 13% no número de procedimentos realizados de modo inapropriado.

A DESPRESCRIÇÃO

Identifica-se um aumento de notificações dos riscos envolvidos no uso excessivo de medicamentos,[47] sobretudo em pacientes idosos, que, frequentemente, sofrem danos por reações adversas decorrentes da imprevisibilidade de interações medicamentosas.[48] Das pessoas internadas em lares para idosos, 92% tomam mais de cinco medicamentos diferentes, e 65%, mais de dez.[49] A hiperprescrição depende de diversos fatores: da expectativa de médicos e pacientes de que todo sintoma deva ser enfrentado com um medicamento; da necessidade de acrescentar um medicamento para contrastar os efeitos indesejados de outro; da subdivisão da medicina, que induz especialistas a prescrever tratamentos independentemente das patologias e das terapias concomitantes; da passividade prescritiva, porque é mais fácil acrescentar do que suspender uma medicação. Nesse cenário, são lançados programas de desprescrição para diminuir de modo controlado o excesso de medicamentos administrados e os efeitos indesejados, e para melhorar a qualidade de vida.[50] Prefere-se o termo "desprescrição" a "suspensão" ou "interrupção" da terapia, para destacar que não se trata de um processo passivo de retirada de um ou mais fármacos, mas de uma autêntica intervenção médica, que requer a mesma atenção e avaliação que se adota no caso de uma prescrição.[51] Em uma instituição de cuidados continuados, foi adotado um protocolo[52] que permitiu suspender 58% dos medicamentos (uma média de 4,4 a 7,7 por paciente); apenas em 2% dos casos foi necessário reiniciá-los, e, após dezenove meses, 88% dos pacientes relataram sentir-se melhor.

Se antes de cortar serviços necessários fosse possível intervir na longa lista de desperdícios, continuamente documentada em pesquisas e por várias comissões de especialistas, seriam mobilizados recursos úteis para sanear as finanças e para investir na saúde, custeando vários setores ainda carentes e negligenciados.

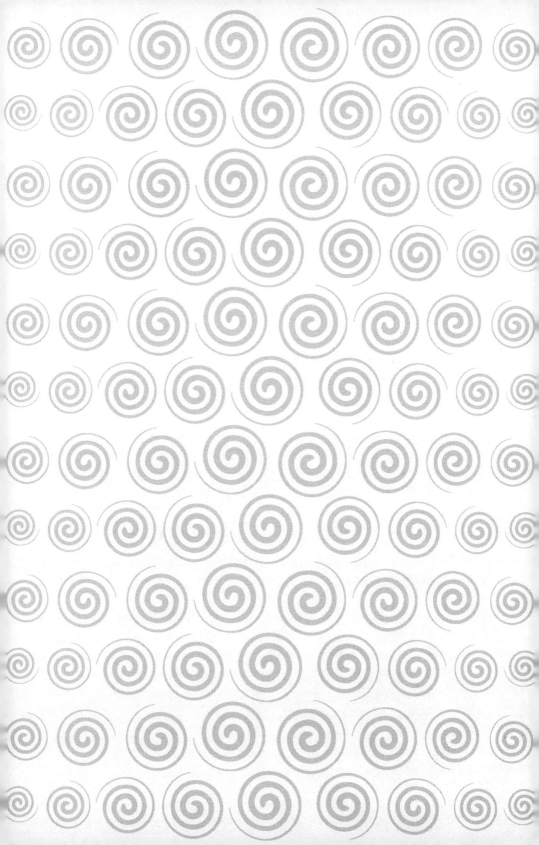

CAPÍTULO 8

CONCLUSÕES

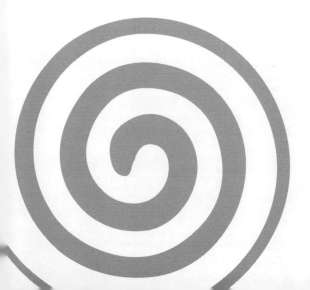

A frase "fazer mais não significa fazer melhor" é contraintuitiva, mas, em muitos casos, como vimos pelas histórias de pacientes, pelos relatos de escritores e pelas comparações entre várias populações, "fazer mais" pode ser um tiro no escuro.

Isso não quer dizer que devamos abandonar os programas de rastreamentos, as terapias de eficácia comprovada, as intervenções cirúrgicas e os exames instrumentais indispensáveis, nem que devamos desistir de tentar tudo para salvar uma vida humana ou parar a corrida pelo progresso e pela inovação. Destacar os riscos do excesso de diagnósticos e de terapias não deve conduzir ao niilismo científico, à negação da medicina em sua totalidade, a abraçar medicinas não convencionais. O caminho percorrido nas últimas décadas pela pesquisa da engenharia biomédica tornou os exames mais precisos; as terapias, mais específicas; e as intervenções cirúrgicas, mais seguras. Não é necessário recusar em bloco o sistema e enveredar por estradas simplistas, "naturais", do "faça você mesmo", adotar a nova terapia da moda ou os conselhos encontrados nas redes sociais, deixando de lado o que é cientificamente consolidado. Os exames e tratamentos, quando prescritos de forma adequada, são úteis e, muitas vezes, indispensáveis para cuidar devidamente de um paciente, curar uma doença ou evitar complicações incapacitantes; mas, tendo à disposição muitas oportunidades terapêuticas, atualmente é mais fácil cometer erros por excesso do que no passado. Esta é a consciência que médicos e pacientes devem ter para não se iludir com o poder de uma medicina sem limites e para não consumir preciosos recursos da saúde, sendo levados a desilusões, frustrações e sentimentos hostis em relação aos pacientes "ingratos" ou aos médicos "incompetentes". Preocupar-se com o excesso de diagnósticos e de prescrições é o novo desafio que a medicina moderna deve enfrentar para cuidar melhor dos doentes e para garantir a sustentabilidade de qualquer sistema de saúde.

OS PROGRESSOS DA MEDICINA

Atualmente, os tratamentos disponíveis são, por si sós, vantajosos: desde a econômica aspirina, para prevenir uma recidiva de infarto do miocárdio, até uma intervenção cirúrgica muito complexa. São certamente vantajosos, mas só para um seleto grupo de pacientes, e podem, no entanto, ser inúteis ou nocivos para outros. Infelizmente, não é fácil saber *a priori* quem poderá se beneficiar. Por medo de não cuidarem adequadamente de um paciente, os médicos tendem a propor tratamentos também para quem não tem probabilidade elevada de sucesso, adotando um raciocínio calcado no silogismo, isto é, se algumas pessoas obtêm benefícios, outras com características semelhantes também se beneficiarão. Já dispomos de inúmeras provas que corroboram a tendência a exagerar nas prescrições de fármacos que provocam efeitos indesejados; de tratamentos que parecem eficazes, mas se mostram fúteis ou deletérios; de investigações diagnósticas, que deveriam descobrir uma patologia, mas destacam anormalidades irrelevantes que preocupam à toa. Os médicos dispõem de novos e poderosos instrumentos farmacológicos e tecnológicos e, ao ponderar os efeitos de uma doença em relação aos do tratamento, devem aprender a não causar danos maiores do que benefícios (*minimally disruptive medicine*).[1]

A nossa sociedade é orientada para o crescimento perene, para o consumo infinito de recursos, para a rápida obsolescência dos produtos adquiridos e, é lógico, o mundo da saúde também se adapta. "A maioria das pessoas", observa Gianni Garrone, pediatra de Torino e agudo observador dos comportamentos e das atitudes humanas, "teme muito mais a falta do que o excesso, a insuficiência do que a superabundância",[2] e não causa admiração que haja tendência ao exagero quando se trata de questões de saúde: se eu me submeter a vários rastreamentos e a muitos exames de laboratório, manterei sob controle meu organismo e descobrirei doenças em fase inicial; se eu tomar muitos medicamentos, evitarei sua ocorrência. Na corrida pela inovação, pela comercialização, pelo lucro, a divulgação de equipamentos diagnósticos, técnicas cirúrgicas e próteses ocorre antes da realização de testes adequados, o que, consequentemente, gera a prescrição de exames e tratamentos sem que se conheçam quais as melhorias e os efeitos indesejados que provocam em relação aos anteriores, quantos falsos positivos e falsos negativos são criados, quais pacientes poderão obter maior benefício. Dois exemplos de divulgação injustificada em relação aos conhecimentos disponíveis são o robô cirúrgico e o exame de PSA para a prevenção do tumor de próstata: um instrumento caro e um programa de rastreamento que provocaram o aumento de intervenções cirúrgicas sem alterar a expectativa de vida, comprometendo inutilmente a qualidade de vida de muitas pessoas.

O DILEMA ÉTICO

É relativamente simples recolher dados, realizar cálculos e mostrar que o rastreamento para o tumor de tireoide em um conjunto de pessoas cria um elevado número de pacientes com hipotireoidismo sem reduzir a mortalidade; que a angioplastia coronariana em pacientes estáveis dilata as artérias sem melhorar a sobrevivência; que exames solicitados indevidamente provocam uma desnecessária cadeia de investigações ou de tratamentos precipitados. Por outro lado, é muito difícil e eticamente delicado decidir se é oportuno dar início a uma terapia ou continuar as investigações quando se está diante de um paciente preocupado em ter um tumor ou com sintomas que fazem pensar em uma doença grave na fase inicial. Somente meses ou anos depois será possível racionalmente entender se o tratamento ou o exame eram necessários ou supérfluos.

Não é suficiente mencionar artigos científicos aos pacientes, apresentar estatísticas, ilustrá-las com gráficos, que, eloquentemente, mostram a inconveniência de um tratamento. A pessoa que pede nosso conselho não é um paciente médio, é um indivíduo atormentado por uma dúvida, por um sintoma, pelo surgimento de uma doença incapacitante. Cada indivíduo apresenta-se com sua singularidade de experiências e de perspectivas e espera encontrar uma solução pessoal. Os protocolos terapêuticos e as diretrizes são bons quando adotados como base para estabelecer se o tratamento é apropriado para um caso específico, mas podem criar efeitos negativos e inesperados quando aplicados a todos de forma padronizada e uniforme.[3] A tarefa do médico, que dispõe de um número sempre maior de instrumentos, é também entender quando é melhor seguir as regras gerais, quando é possível divergir e, eventualmente, quando ele deve aconselhar a não continuar. Em muitos casos, a espera vigilante não apresenta riscos e evita intervenções desnecessárias, o não tratar é tão eficaz quanto o tratamento. São essas as novas dificuldades e responsabilidades que os médicos conscienciosos e competentes precisam saber enfrentar com cada paciente.

A COMPLEXIDADE DO SER HUMANO

Por que um tratamento eficaz para uma pessoa pode se mostrar prejudicial a outra? O organismo humano é um sistema complexo, e a ação de um medicamento interage com outros fármacos, estilos de vida, fatores metabólicos e ambientais, e implica uma série de mudanças encadeadas nem sempre previsíveis. Mesmo quando, por conveniência classificatória e didática, definimos certos sintomas com o nome de uma doença e os tratamos com o mesmo medicamento, na prática diária percebemos que as doenças se apresentam das mais variadas formas e que nada acontece exatamente da mesma maneira. A ciência nos ajuda a entender os mecanismos, mas não pode ser aplicada à natureza humoral e existencial da vida humana, porque não consegue captar seus aspectos fundamentais, pessoais, íntimos. Estamos condicionados a uma lógica reducionista, que nos leva a procurar sempre por relações lineares de causa e efeito. Essa forma de raciocinar conduziu a pesquisa científica e permitiu a conquista de informações preciosas sobre o funcionamento do organismo humano, sobre a ação de enzimas específicas, sobre os mecanismos que regulam a atividade do DNA, mas também condicionou o modo de abordar o paciente e as doenças, como se qualquer desconforto fosse determinado pela alteração de uma única molécula a ser tratada quimicamente, como se houvesse uma contraposição clara entre o estado de saúde e o de doença, e como se a tarefa da medicina fosse identificar a origem biológica de cada sintoma para restabelecer o estado de saúde. Na realidade, em cada momento da vida, estamos mais ou menos saudáveis e mais ou menos doentes, e o julgamento não pode ser determinado só por investigações diagnósticas, mas também pela percepção que um indivíduo tem de sua própria condição de bem-estar. Não podemos nos iludir pensando que a medicina garante o estado perfeito de saúde, mas podemos ter esperança de que ela reduza o máximo possível o estado de doença sem nos causar outros problemas.

A teoria dos sistemas nos ensina que não se pode explicar o mundo biológico analisando só elementos específicos, independentemente da articulada rede que liga moléculas, células, órgãos, ambiente. Quando se combate uma doença pensando em eliminá-la após a identificação e remoção do fator biológico alterado, não se leva em conta que essa intervenção também age sobre outros parâmetros e sistemas contíguos e pode provocar desequilíbrios nem sempre previsíveis, que, por sua vez, devem ser corrigidos. Quantas vezes já foi necessário tomar medicamentos para antagonizar os efeitos indesejados de outros?

A RELAÇÃO DE CONFIANÇA

Onde se situa o limite entre uma prescrição correta e uma inapropriada? Infelizmente, não existe uma fronteira precisa, porque dois indivíduos semelhantes podem precisar de tratamentos diferentes, não só por sua condição clínica, mas, muitas vezes, por suas necessidades específicas, desejos, expectativas ou pelo surgimento de efeitos indesejáveis. Embora não seja possível fornecer regras aplicáveis dogmaticamente a todos os pacientes, muito pode ser feito para construir uma relação de confiança entre médico, paciente e familiares a fim de encontrar conjuntamente soluções alternativas para o tratamento recomendado pelas diretrizes:[4] adiar o início da terapia para avaliar se o sintoma evolui ou se resolve, adotar um tratamento menos agressivo ou, em alguns casos, renunciar totalmente aos tratamentos. Às vezes, os pacientes preferem soluções menos radicais e é importante examinar e oferecer essas possibilidades, não as desqualificando como insatisfatórias ou perigosas.[5] Normalmente, o médico empenha-se muito em propor objetivamente o melhor tratamento, ao passo que seria preferível colocar os problemas e as exigências do paciente no cerne da questão, procurando entender aquilo de que precisa para o paciente ficar melhor e o que este espera do médico e da terapia.[6] É a confiança mútua que determina a satisfação de uma escolha plenamente compartilhada.[7]

SLOW MEDICINE

O movimento Slow Medicine,[8] fundado na Itália em 2011, tem por objetivo conter os efeitos da corrida à hiperprescrição,[9] criando uma aliança entre médicos, enfermeiros, cidadãos e pacientes.[10,11]

No logotipo da Slow Medicine, inspirado naquele da Slow Food, aparecem dois caracóis que conversam sobre tratamentos sóbrios, respeitosos e justos. É o símbolo da aliança entre profissionais, pacientes e cidadãos para conciliar um tratamento apropriado e que leve em consideração os valores e as expectativas do doente.

A medicina *slow* respeita os tempos da saúde e da doença, do conhecimento recíproco, da aceitação de um diagnóstico, da estabilização clínica, de prestar assistência, da morte natural; valoriza a relação de cuidado ao tornar ativos e cooperativos os profissionais da saúde e os pacientes; pesquisa um equilíbrio entre a intervenção e a espera vigilante da evolução natural de uma doença; respeita os valores, as necessidades, as prioridades e as expectativas dos pacientes; evita o desperdício de recursos econômicos com procedimentos supérfluos ou excessivos; aconselha a adoção de estilos de vida sóbrios para preservar e cultivar o patrimônio saúde; enfrenta o problema da incerteza, mas sem ceder ao ceticismo, envolvendo o paciente no processo de escolha para então acompanhá-lo no percurso de tratamento, quando a medicina não dispõe de respostas unívocas; adota os resultados das pesquisas científicas, mas sem aceitar as novidades antes que o tempo e os controles adequados consolidem as indicações. Trata-se de um movimento para contrastar o paradigma prevalecente e insatisfatório, mais condicionado ao mercado e à tecnologia, e que deseja colocar o paciente de volta, com suas reais necessidades, ao centro dessa extraordinária oportunidade que é o encontro entre um médico e um paciente.

A maior parte das investigações diagnósticas e dos tratamentos é indispensável. Contudo é sempre mais frequente assistir a um excesso de prescrições, provocado pela ansiedade de querer saber tudo, pela ilusão de que a ciência médica resolve qualquer problema, pela subestimação das complicações que todo exame e tratamento podem trazer consigo, pela ideia de que qualquer novidade significa progresso e de que tudo é investigável e resolúvel, porque a causa inicial é sempre pesquisada em uma alteração de natureza molecular que pode ser corrigida para restabelecer o estado de saúde plena. Esses excessos conceituais, além de desperdiçar os escassos recursos econômicos disponíveis, não resolvem os problemas de saúde e, às vezes, podem alterá-los e provocar agravamentos; medicina demais faz mal. Conseguiremos viver de forma mais serena se redimensionarmos as expectativas de uma medicina presunçosa, sendo cautelosos com aqueles que propõem tratamentos que resolvem tudo e não têm contraindicações, aprendendo que um certo grau de incerteza faz parte da natureza humana – e que isso não será completamente resolvido por testes, exames ou tratamentos – e, por fim, refletindo que fazer mais não significa fazer melhor.

Por outro lado, é necessário ajudar os médicos a utilizar as investigações diagnósticas de maneira apropriada, a suspender fármacos supérfluos e redundantes, a transformar a investigação anamnésica (atualmente realizada como um interrogatório policial) em uma conversa em que pessoas com diferentes aptidões, emoções, perspectivas possam trocar mutuamente informações que permitam encontrar a solução mais adequada; enfim, ajudar os médicos a desenvolverem a habilidade da escuta para compreenderem a ansiedade dos pacientes diante da incerteza diagnóstica e do medo que o sintoma seja o início de uma doença grave.

Se o médico estiver sempre pressionado pelos pedidos do paciente que deseja realizar exames ou tomar medicamentos, pela ameaça de uma denúncia por diagnóstico faltante, pela maçante e dissimulada propaganda que exalta os benefícios e ignora as falhas de tratamentos e exames, pela insistência do diretor do hospital, que espera um aumento da produção e uma redução dos tempos das consultas, e pelo risco de acabar estampado na primeira página dos jornais por não ter feito uma prescrição, de fato será difícil escapar da lógica dos exames desnecessários e das terapias injustificadas.

Viveremos melhor, mais serenos e mais felizes em um contexto menos intoxicado, mais consciente dos limites da ciência, e aceitando conviver com a imponderabilidade do futuro.

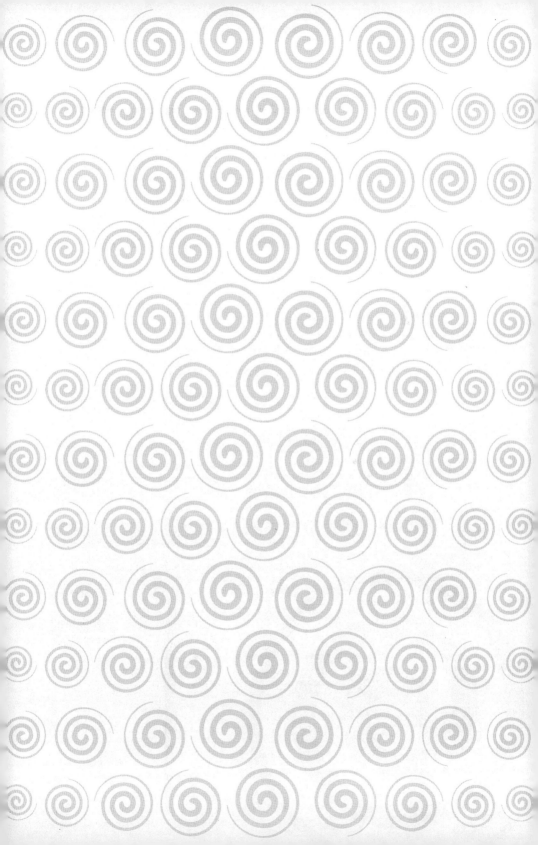

AGRADECIMENTOS

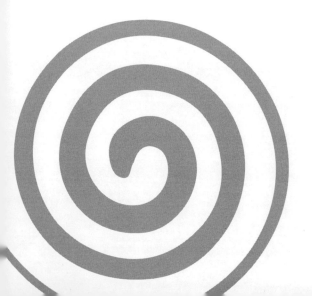

Paolo Stefenelli, Alessandro Galvani, Ennio Lenti e Gianna Milano tiveram paciência de ler o manuscrito e de dar preciosas sugestões. Paolo, a quem nunca agradeci publicamente, também foi o revisor dos dois livros anteriores e criador dos dois títulos: *Giuro di esercitare la medicina in libertà e indipendenza** e *Il malato immaginato***. Sem o apoio valioso de Roberto Curlo, bibliotecário do Azienda Ospedaliera S. Croce e Carle Cuneo, eu não teria obtido acesso aos textos originais de muitos artigos para verificar pessoalmente os dados, as discussões e os comentários.

Dedico um agradecimento especial a Barbara Bottalico, advogada de Milão e pesquisadora de pós-doutorado na Universidade de Pavia, pelo apoio fundamental na reelaboração de alguns parágrafos do sétimo capítulo e por ter esclarecido, em primeiro lugar para mim e, em seguida, para os leitores, o significado do processo civil e penal e como se modificou a jurisprudência nos últimos anos em um setor, como vimos, tão sensível.

Muitas ideias contidas neste livro surgiram nos últimos anos do debate com os membros do Conselho da Slow Medicine (Giorgio Bert, Antonio Bonaldi, Gianfranco Domenighetti, Andrea Gardini, Silvana Quadrino, Sandra Vernero): seus estímulos culturais e científicos, suas ideias e sugestões bibliográficas foram fundamentais para ampliar meus conhecimentos e enriquecer o conteúdo do texto.

Os debates sobre temas de medicina com minha esposa Lucia (Cia) já duram uma vida inteira e se intensificaram durante a composição do manuscrito, quando comentamos notícias científicas, avaliamos a relevância de algumas histórias, ponderamos a congruência de certas informações, consideramos o impacto de conceitos

---

*   N. T.: Não há tradução da obra em português.

** N. T.: Título em português: *O doente imaginado*. São Paulo: Bamboo Editorial, 2014.

científicos sobre os leitores comuns. Sua revisão deste e de meus livros anteriores foi severa: redundâncias, exageros, inconsistências, banalizações, terminologias técnicas, generalizações, tortuosidades e imprecisões da escrita foram corrigidas por seu escrupuloso lápis negro. Se a leitura de meus livros flui facilmente, o mérito é dela.

POSFÁCIO

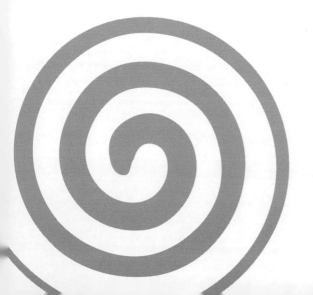

MARCO BOBBIO E O MOVIMENTO SLOW MEDICINE NO BRASIL [TC]

Minha aproximação do movimento Slow Medicine não começou com a leitura do livro de Marco Bobbio, *O doente imaginado*. Percorri um outro caminho até chegar a ele. Em 2010, no Congresso da American Geriatrics Society, de forma casual, resolvi assistir a uma mesa sobre "Humanidades em Geriatria". Nessa ocasião, conheci Dennis McCullough, que posteriormente descobri ser o primeiro porta-voz da Slow Medicine nos Estados Unidos, cujo livro *My mother, your mother*" falava que um processo de desaceleração da tomada de decisões, particularmente em se tratando de idosos, seria uma atitude mais adequada às demandas de pacientes fragilizados, menos baseada em intervenções e tecnologia, e mais focada no cuidado e na qualidade de vida. Nessas situações, a postulação "menos é mais" pode fazer sentido, focando em uma atitude mais compassiva e humanista.

Como geriatra, eu conhecia Norberto Bobbio, autor do livro *O Tempo da Memória*, que resgatava e atualizava para o século XX um livro escrito na Roma Imperial, *De Senectute*, por Marco Túlio Cícero. E foi com surpresa e curiosidade que soube que o filho de Norberto Bobbio viria ao Brasil em setembro de 2015, para falar em um simpósio no Hospital Sírio-Libanês, em São Paulo, intitulado "Uma análise crítica da prática médica", coordenado pelo Dr. Salim Helito e pelo Professor Dario Birolini. Posso afirmar que minha participação nesse evento foi um ponto de inflexão em minha maneira de ver a medicina e abriu uma enorme perspectiva de reflexão acerca de uma ideia da prática médica que se distanciava de sua corrente atual e se dirigia para uma postura que, ao mesmo tempo, significava um resgate de valores imemoriais e uma atitude mais racional e cuidadosa, cujo foco final era melhorar a atenção ao doente. Era, sem dúvida, uma maneira de recentralizar o olhar médico e focá-lo novamente no paciente.

Não tive a oportunidade de conhecer Marco Bobbio pessoalmente nessa ocasião. Mas a semente estava plantada: vinda da velha Europa e repercutindo nos Estados Unidos, iria germinar no Brasil. Embora a origem da expressão Slow Medicine, particularmente nos Estados Unidos, não seja consensual, na Itália está claramente vinculada à publicação do artigo "Invito ad una Slow Medicine", de Alberto Dolara, no *Italian Heart Journal*, em 2002. Depois de algum tempo, amadureci a ideia, calcada em uma correspondência que mantive com Dennis McCullough, de criar um *site* na internet que veiculasse informações relativas à divulgação dos princípios e da filosofia da Slow Medicine no Brasil. De maneira mais ambiciosa, imaginávamos atingir a comunidade lusófona, pois eram muito restritas as fontes de informação em língua portuguesa.

Antes da publicação do *site*, tive a ideia de entrevistar o Professor Dario Birolini. Nessa ocasião, eu já havia lido *O doente imaginado* e já sabia da identificação do dr. Dario com a filosofia da Slow Medicine – afinal, ele havia escrito o prefácio do livro. O primeiro encontro com o professor foi memorável em minha vida, tanto pessoal como profissionalmente. Esse encontro gerou uma colaboração inestimável para a difusão da filosofia da Slow Medicine, que traduzimos livremente como Medicina Sem Pressa, no Brasil. O velho professor, absolutamente lúcido e ativo do alto dos seus 80 anos, tornou-se colaborador do *site* e um dos mais ferrenhos defensores das ideias da Slow Medicine, fazendo palestras pelo país afora, escrevendo artigos, sendo entrevistado pela mídia digital e impressa. A história peculiar da chegada do livro de Bobbio às suas mãos, seu encantamento com o que havia lido, a saga da tradução e da publicação da obra me foram contados em detalhes.

Minhas primeiras conversas com Marco Bobbio datam dessa época, no começo de 2016, quando começamos a trocar correspondência sobre o movimento Slow Medicine na Itália e como poderíamos estabelecer uma colaboração internacional. O destino estava ao nosso lado. Bobbio viria para o Brasil em outubro daquele ano para uma série de palestras, de norte a sul do país, abordando a Slow Medicine e contribuindo para a divulgação da campanha *Choosing Wisely*, uma iniciativa americana, hoje presente em vários países do mundo, e um dos projetos da Società Italiana di Slow Medicine. A vinda de Bobbio a São Paulo culminou com o evento do lançamento da iniciativa Slow Medicine no Brasil, no Anfiteatro da Congregação da Faculdade de Medicina da Universidade de São Paulo, no dia 16 de outubro de 2016. A palestra de Bobbio, "História e Filosofia da Slow Medicine", foi assistida atentamente por uma seleta plateia de mais de 100 pessoas, com a coordenação do professor Dario Birolini, e encontra-se disponível, em versão bilíngue, no canal Slow Medicine Brasil no YouTube.

Uma das primeiras menções à expressão Slow Medicine no Brasil ocorreu na histórica entrevista de Bobbio para as páginas amarelas da *Veja*, em dezembro de 2014. O cardiologista gaúcho Flávio Kanter já havia citado a expressão em um artigo para o jornal *Zero Hora*, em 2012, "Vamos conversar, doutor?", quando escreveu: "Fala-se em 'slow medicine', uma medicina sem pressa, que dispensa tempo ao paciente para expressar suas queixas e temores, únicos para ele (...)", antecipando em alguns anos a estruturação da iniciativa no Brasil. A entrevista de Bobbio ocorreu por ocasião do lançamento de seu livro *O doente imaginado*, em sua primeira visita ao país.

Portanto, a trajetória do movimento Slow Medicine Brasil coincide com a publicação do livro de Marco Bobbio e de suas viagens ao Brasil, sempre acompanhadas de perto pelo professor Dario Birolini, que mantinha uma correspondência regular com ele. O fato de ambos serem italianos sempre criou um clima especial de camaradagem e identificação entre os dois. E se o grande mentor da iniciativa Slow Medicine Brasil é o Dr. Dario Birolini, não há dúvidas de que nosso tutor é o Dr. Marco Bobbio. Portanto, há que se reafirmar que Bobbio, desde o início de nossos trabalhos, tem tido papéis variados no movimento: ora seu porta-voz, ora um orientador, ora colaborador do *site*, ora um amigo e sempre uma fonte inesgotável de novos conhecimentos e de sabedoria.

E é nesse clima que se inscreve a publicação de seu novo livro no Brasil. Após o sucesso de *O doente imaginado*, que trouxe à discussão no país um novo olhar sobre a prática médica, onde os excessos da medicina contemporânea são colocados em cheque, com uma linguagem embasada na ciência, mas acessível ao leitor comum, a publicação de *Troppa medicina* chega ao Brasil em um momento crucial.

A assistência médica no Brasil convive com a abundância de recursos de um lado e com a absoluta escassez de outro. E a abundância de recursos não se converte em boa prática médica: ao contrário, frequentemente, a utilização abusiva e exagerada desses recursos gera dois males na medicina moderna, verdadeiros problemas de saúde pública, que são o sobrediagnóstico (*overdiagnosis*) e o sobretratamento (*overtreatment*). Revelando uma verdadeira medicalização da vida, essas atitudes, muitas vezes permeadas por graves conflitos de interesse de ordem financeira, podem trazer sérios prejuízos aos pacientes, e obedecem mais a conveniências de complexas corporações médico-hospitalares e da indústria farmacêutica do que ao bem-estar de pacientes e cidadãos.

São essas as questões que Bobbio explora em seu livro, em linguagem clara, acessível e fortemente embasadas nas melhores evidências científicas. Falar de estratégias de rastreamento de doenças oncológicas, do conceito de incerteza na prática médica, dos limites da medicina e das expectativas irreais de sua capacidade de intervenção, da utilização da tecnologia de maneira ponderada ou de seus excessos são assuntos de extrema relevância em nosso país. Diferentemente da Itália, em que a atenção à saúde é eminentemente pública, convivemos com um sistema misto, onde a iniciativa privada e o serviço público, através do Sistema Único de Saúde, são oferecidos à população. Ambos os sistemas se encontram atualmente em um momento complexo em relação a sua sustentabilidade, decorrente da falta de racionalidade na gestão de seus recursos, tanto no que se refere ao uso de tecnologia diagnóstica e terapêutica quanto à ainda incipiente implementação da atenção primária à saúde, à superespecialização e à concentração de profissionais nas grandes cidades. Bobbio aponta a Slow Medicine enquanto um novo paradigma no cuidado médico através do resgate do tempo, da relação respeitosa entre médicos, profissionais de saúde, pacientes e cidadãos. A Slow Medicine procura entender a morte como um evento natural, enfatiza a capacidade de observação clínica e a não intervenção como uma arte e uma sabedoria a serem aprendidas e aplicadas no cotidiano, permeando todas as decisões e ações médicas. Preconiza a utilização cautelosa e ponderada da tecnologia, reafirmando, e dessa forma ressacralizando, o coração da prática médica: "A extraordinária ocasião que é o encontro do médico com seu paciente".

Trata-se de uma leitura necessária e útil, que implica uma profunda reflexão sobre o cotidiano do trabalho médico, com grande capacidade de induzir uma verdadeira transformação na maneira com que enxergamos a prática médica. A publicação de *Troppa Medicina*, em um momento em que o movimento Slow Medicine Brasil amadurece e sua filosofia e princípios começam a ser conhecidos e discutidos na mídia, nos corredores dos hospitais e centros de saúde, nas instituições de ensino e nos consultórios médicos, vem a tornar-se um grande baluarte para a difusão de uma medicina sóbria, respeitosa e justa.

Dr. José Carlos Campos Velho
Médico geriatra e editor do *site* Slow Medicine Brasil

REFERÊNCIAS

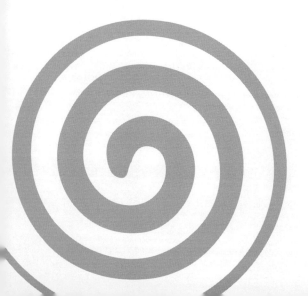

INTRODUÇÃO

1. BRETT, A. S.; LEVINE, J. D. The case against identifying carotid stenosis in asymptomatic patients. *JAMA Intern Med*, n. 174, p. 2004-8, 2014.

2. CARROLL, J. D.; SAVER, J. L.; THAREL, D. E. et al. Closure of patent foramen ovale versus medical therapy after cryptogenic stroke. *N Engl J Med*, n. 368, p. 1092-100, 2013; KRAMER, D. B.; KESSELHEIM, A. S. The Watchman saga – closure at last? *N Engl J Med*, n. 372, p. 994-5, 2015; MATTLE, H. P.; EVERS, S.; HILDICK-SMITH, D. et al. Percutaneous closure of patent foramen ovale in migraine with aura, a randomized controlled trial. *Eur Heart J*, n. 37, p. 2029-36, 2016.

3. TYRER, P.; EILENBERG, T.; FINK, P. et al. Health anxiety: the silent, disabling epidemic. *BMJ*, n. 353, p. i2250, 2016.

4. MEADOR, C. K. The last well person. *N Engl J Med*, n. 330, p. 440-1, 1994.

5. HOWARD, L.; WESSLEY, S.; LEESE, M. et al. Are investigations anxiolytic or anxiogenic? A randomized controlled trial of neuroimaging to provide reassurance in chronic daily headache. *J Neurosurg Psych*, n. 76, p. 1558-64, 2005; KROENKE, K. Diagnostic testing and the illusory reassurance of normal results. *JAMA Intern Med*, n. 173, p. 416-7, 2013.

6. ROLFE, A.; BURTON, C. Reassurance after diagnostic testing with a low pretest probability of serious disease. *JAMA Intern Med*, n. 173, p. 407-16, 2013.

7. HOEFMAN, E.; BOER, K. R.; VAN WEERT, H. C. P. M. et al. Continuous event recorders did not affect anxiety or quality of life in patients with palpitations. *J Clin Epidemiol*, n. 60, p. 1060-6, 2007.

8. LOGAN, R. L.; SCOTT, P. J. Uncertainty in clinical practice: implications for quality and costs of health care. *Lancet*, n. 347, p. 595-8, 1996.

9. SEN, A. Health: perception versus observation. *BMJ*, n. 324, p. 860-1, 2002.

10. BARSKY, A. J. The paradox of health. *N Engl J Med*, n. 318, p. 414-8, 1988.

11. CALLAHAN, D. *La medicina impossibile*. Le utopie e gli errori della medicina moderna. Milano: Baldini & Castoldi, 2000.

12. SMITH, R. The NHS: possibilities for the endgame. Think more about reducing expectations. *BMJ*, n. 318, p. 209-10, 1999.

13. BONALDI, A. I veleni dell'intervento fast e gli antidoti di slow medicine: trattamenti medici e qualità della vita nel paziente anziano. *Psicogeriatria*, n. 8 (suppl. 1), p. 147-52, 2013.

14. WELCH, G. *Sovradiagnosi*. Come gli sforzi per migliorare la salute possono renderci malati. Roma: Il Pensiero Scientifico, 2013.

15. WELCH, H. G. *Less Medicine, More Health*: 7 Assumptions that Drive Too Much Medical Care. Boston: Beacon Press, 2015.

16. Citado de HEATH, I. *Contro il mercato della salute*. Torino: Bollati Boringhieri, 2016. p. 21.

17. LATOUCHE, S. *Usa e getta*. Le follie dell'obsolescenza programmata. Torino: Bollati Boringhieri, 2013.

CAPÍTULO 1

1. BECKER, M. C.; GALLA, J. M.; NISSEN, S. E. Left main trunk coronary artery dissection as a consequence of inaccurate coronary computed coronary angiography. *Arch Intern Med*, n. 171, p. 698-701, 2011.

2. CARRARO, P.; PLEBANI, M. Errors in a stat laboratory: types and frequencies 10 years later. *Clin Chem*, n. 53, p. 1338-42, 2007.

3. ROSE, G. *Epidemiology in Medical Practice*. London: Churchill Livingston, 1976.

4. Standards of Medical Care in Diabetes 2015. Summary of revisions. *Diabetes Care*, n. 38 (suppl. 1), p. S4, 2015.

5. STONE, N. J.; ROBINSON, J.; LICHTENSTEIN, A. H. et al. 2013 ACC/AHA guideline on the treatment of blood cholesterol to reduce atherosclerotic cardiovascular risk in adults: a report of the American College of Cardiology/American Heart Association Task Force on Practice Guidelines. *J Am Coll Cardiol*, n. 63, p. 2889-934, 2014.

6. National Cholesterol Education Program (NCEP) Expert Panel on Detection, Evaluation, and Treatment of High Blood Cholesterol in Adults (Adult Treatment Panel III). Third report of the National Cholesterol Education · Program (NCEP) Expert Panel on detection, evaluation, and treatment of

high blood cholesterol in adults (Adult Treatment Panel III) final report. *Circulation*, n. 106, p. 3143-421, 2002.

7. PENCINA, M. J.; NAVAR-BOGGAN, A. M.; D'AGOSTINO, R. B. et al. Application of new cholesterol guidelines to a population-based sample. *N Engl J Med*, n. 370, p. 1422-31, 2014.

8. GETZ, L.; KIRKENGEN, A. L.; HETLEVIK, I. et al. Ethical dilemmas arising from implementation of the European Guidelines on cardiovascular disease prevention in clinical practice. A descriptive epidemiological study. *Scand J Prim Health Care*, n. 22, p. 202-8, 2004.

9. MOYNIHAN, R. N.; COOKE, G. P.; DOUST, J. A. et al. Expanding disease definitions in guidelines and expert panel ties to industry. A crosssectional study of common conditions in the United States. *PLoS Med*, n. 10, 2013.

10. BODEI, R. *Il limite*. Bologna: il Mulino, 2016.

11. BERT, G.; GARDINI, A.; QUADRINO, S. *Slow medicine*. Perché una medicina sobria, rispettosa e giusta è possibile. Milano: Sperling & Kupfer, 2013.

12. FELDMAN, L. S. Choosing wisely: things we do for no reason. *J Hospital Med*, n. 10, p. 696, 2015.

13. KIDD, E. *First Steps to Seeing*. A Path Towards Living Attentively. Edimburg: Floris Book, 2015.

14. MAZZERI, L. *Tra due vite*. L'attesa, il trapianto, il retorno. Firenze: Giunti, 2015. p. 140.

15. ETKIND, S. N.; KOFFMAN, J. Approaches to managing uncertainty in people with life-limiting conditions: role of communication and palliative care. *Postgrad Med J*, n. 92, p. 412-7, 2016.

16. KASSIRER, J. P. Our stubborn quest for diagnostic certainty. A cause of excessive testing. *N Engl J Med*, n. 320, p. 1489-91, 1989.

17. HUNTER, D. J. Uncertainty in the era of precision medicine. *N Engl J Med*, n. 375, p. 711-3, 2016.

18. BERT, G. *Medicina narrativa*. Storie e parole nella relazione di cura. Roma: Il Pensiero Scientifico, 2007; ALASTRA, V.; BATINI, F. *Pensieri circolari*. Narrazione, formazione e cura. Lecce: Pensa MultiMedia, 2015; ZUPPIROLI, A. *Le trame della cura*. Le narrazioni dei pazienti e l'esperienza di un medico per ripensare salute e malattia. Firenze: Emmebi, 2014; SPINSANTI, S. *La*

medicina vestita di narrazione. Roma: Il Pensiero Scientifico, 2016; POLVANI, S. *Cura alle stelle*. Manuale di salute narrative. Firenze: Emmebi, 2016.

19. HAN, P. K. J. Conceptual, methodological, and ethical problems in communicating uncertainty in clinical evidence. *Med Care Res Rev*, n. 70, p. 14S-36S, 2013.

20. MALY, R. C.; LEAKE, B.; FRANK, J. C. et al. Implementation of consultative geriatric recommendations. The role of patient–primary care physician concordance. *J Am Ger Soc*, n. 50, p. 1372-80, 2002.

21. BABROW, A. S.; KLINE, K. N. From "reducing" to "coping with" uncertainty: reconceptualizing the central challenge in breast self-exams. *Soc Sci Med*, n. 51, p. 1805-16, 2000.

22. VISSCHERS, V. H. M.; MEERTENS, R. M.; PASSCHIER, W. W. F. et al. Probability information in risk communication. A review of the research literature. *Risk Anal*, n. 29, p. 267-74, 2009.

23. GORINI, A.; PRAVETTONI, G. An overview on cognitive aspects implicated in medical decisions. *Eur J Intern Med*, n. 22, p. 547-53, 2011.

24. PETERS, E.; DIECKMANN, N.; DIXON, A. et al. Less is more in presenting quality information to consumers. *Med Care Res Rev*, n. 64, p. 169-90, 2007; HIBARD, J. H.; PETERS, E. Supporting informed consumer health care decisions: data presentation approaches that facilitate the use of information choice. *Ann Rev Public Health*, n. 24, p. 413-33, 2003; MAZUR, D. J.; MERZ, J. F. How older patients' treatment preferences are influenced by disclosures about therapeutic uncertainty: surgery versus expectant management for localized prostate cancer. *J Am Ger Soc*, n. 44, p. 934-7, 1996.

25. KEREN, G.; GERRITSEN, L. E. M. On the robustness and possible accounts of ambiguity aversion. *Acta Psychologica*, n. 103, p. 149-72, 1999.

26. CAMERER, C.; WEBER, M. Recent developments in modelling preferences: uncertainty and ambiguity. *J Risk Uncertain*, n. 5, p. 325-70, 1992.

27. KOH, H. K.; RUDD, R. E. The arc of health literacy. *JAMA*, n. 314, p. 1225-6, 2015.

28. DIAMOND, G. A. What price perfection? Calibration and discrimination of clinical prediction models. *J Clin Epidemiol*, n. 45, p. 85-9, 1992.

29. ROCKHILL, B. Theorizing about causes at the individual level while estimating effects at the population level: implications for prevention. *Epidemiology*, n. 16, p. 124-9, 2005.

30. HEATH, I. *Contro il mercato della salute*. Torino: Bollati Boringhieri, 2016. p. 37.

CAPÍTULO 2

1. HARB, S. C.; COOK, T.; JABER, W. A. et al. Exercise testing in asymptomatic patients after revascularization: are outcomes altered? *Arch Intern Med*, n. 172, p. 854-61, 2012.

2. MONTALESCO, G.; SECHTEM, U.; ACHENBACH, S. et al. 2013 ESC guidelines on the management of stable coronary artery disease. The Task Force on the management of stable coronary artery disease of the European Society of Cardiology. *Eur Heart J*, n. 34, p. 2949-3003, 2013.

3. BRODY, H. Medicine's ethical responsibility for health care reform: the Top Five list. *N Engl J Med*, n. 362. p. 283-5, 2010.

4. BRODY, H. From an ethics of rationing to an ethics of waste avoidance. *N Engl J Med*, n. 366, p. 1949-51, 2012.

5. CASSEL, C. K.; GUEST, J. A. Choosing wisely: helping physicians and patients make smart decisions about their care. *JAMA*, n. 307, p. 1801-2, 2012.

6. Choosing Wisely. Patient Resources. Disponível em: < http://www.choosingwisely.org/patient-resources/>. Acesso em: 14 ago. 2019.

7. DOMENIGHETTI, G.; VERNERO, S. Looking for waste and inappropriateness: if not now, when? *Intern Emerg Med*, n. 9, Suppl, p. S1-S7, 2014; VERNERO, S.; DOMENIGHETTI, G.; BONALDI, A. Italy's "Doing more does not mean doing better" campaign. *BMJ*, n. 349, 2014.

8. BOBBIO, M.; ABRIGNANI, M. G.; CALDAROLA, P. et al. "Fare di piú non significa fare meglio". Le proposte dell'ANMCO. *G Ital Cardiol*, n. 15, p. 244-52, 2014.

9. BODEN, W. E.; O'ROURKE, R. A.; TEO, K. K. et al. Optimal medical therapy with or without PCI for stable coronary disease. *N Engl J Med*, n. 356, p. 1503-16, 2007.

10. SEDLIS, S. P.; HARTIGAN, P. M.; TEO, K. K. et al. COURAGE trial investigators. Effect of PCI on long-term survival in patients with stable ischemic heart disease. *N Engl J Med*, n. 373, p. 1937-46, 2015.

11. COCHRANE, A. L. *L'inflazione medica*. Efficacia ed efficienza nella medicina. Milano: Feltrinelli, 1978. p. 29.

12. CASARETT, D. The science of Choosing Wisely. Overcoming the therapeutic illusion. *N Engl J Med*, n. 374, p. 1203-5, 2016.

13. CHARLES, C. A.; WHELAN, T.; GAFNI, A. et al. Shared treatment decision making: what does it mean to physicians? *J Clin Oncol*, n. 21, p. 932-6, 2003; LEVINSON, W.; KAO, A.; KUBY, A. et al. Not all patients want to participate in decision making. A national study of public preferences. *J Gen Intern Med*, n. 20, p. 531-5, 2005; DE ARORA, N. K.; MCHORNEY, C. A. Patient preferences for medical decision making: who really wants to participate? *Med Care*, n. 38, p. 335-41, 2000; MANSELL, D.; POSES, R. M.; KAZIS, L. et al. Clinical factors that influence patients' desire for participation in decisions about illness. *Arch Intern Med*, n. 160, p. 2991-6, 2000.

14. MOULTON, B.; KING, J. S. Aligning ethics with medical decision-making: the quest for informed patient choice. *J Law Med Ethics*, n. 38, p. 85-97, 2010.

15. BOBBIO, M. I pazienti di fronte alla decisione di sottoporsi ad angioplastica. *Rec Progr Med*, n. 106, p. 113-7, 2015.

16. BANGALORE, S.; PURSNANI, S.; KUMAR, S. et al. Percutaneous coronary intervention versus optimal medical therapy for prevention of spontaneous myocardial infarction in subjects with stable ischemic heart disease. *Circulation*, n. 127, p. 769-81, 2013; TRIKALINOS, T. A.; ALSHEIKH-ALI, A. A.; TATSIONI, A. et al. Percutaneous coronary interventions for non-acute coronary artery disease: a quantitative 20-year synopsis and a network meta-analysis. *Lancet*, n. 373, p. 911-8, 2009; WIJEYSUNDERA, H. C.; NALLAMOTHU, B. K.; KRUMHOLZ, M. et al. Meta-analysis: effects of percutaneous coronary intervention versus medical therapy on angina relief. *Ann Intern Med*, n. 152, p. 370-9, 2010.

17. STERGIOPOULOS, K.; BROWN, D. L. Initial coronary stent implantation with medical therapy vs medical therapy alone for stable coronary artery disease: meta-analysis of randomized controlled trials. *Arch Intern Med*, n. 172, p. 312-9, 2012; PATEL, M. R.; DEHMER, G. J.; HIRSHFELD, J. W. et al. Coronary Revascularization Writing Group, Technical Panel, Appropriate Use Criteria Task Force; American College of Cardiology Foundation, American College of Cardiology Foundation Appropriate Use Criteria Task Force, Society for Cardiovascular Angiography and Interventions, Society of Thoracic Surgeons, American Association of Thoracic Surgery, American Heart Association, American Society of Nuclear Cardiology, Society of Cardiovascular Computed Tomography, ACCF/ SCAI/STS/ AATS/AHA/ASNC/HFSA/SCCT 2012 appropriate use criteria for coronary revascularization focused update: a report of the American College of Cardiology Foundation Appropriate Use Criteria Task Force, Society for Cardiovascular Angiography and Interventions, Society of Thoracic Surgeons, American Association for Thoracic Surgery, American Heart Association, American Society of Nuclear Cardiology, and the Society of Cardiovascular Computed Tomography. *J Thorac Cardiovasc Surg*, n. 143, p. 780-803, 2012; BODEN, W. E.; O'ROURKE, R. A.; TEO, K. K. et al. COURAGE Trial Investigators. Impact of optimal medical therapy with or without percutaneous coronary intervention on long-term cardiovascular end points in patients with stable coronary artery disease (from the COURAGE Trial). *Am J Cardiol*, n. 104, p. 1-4, 2009; KATRITSIS, D. G.; IOANNIDIS, J. P. A. Percutaneous coronary intervention versus conservative therapy in non-acute coronary artery disease: a meta-analysis. *Circulation*, n. 111, p. 2906-12, 2005; PURSNANI, S.; KORLEY, F.; GOPAUL, R. et al. Percutaneous coronary intervention versus optimal medical therapy in stable coronary artery disease: a systematic review and meta-analysis of randomized clinical trials. *Circ Cardiovasc Interv*, n. 5, p. 476-90, 2012; WINDECKER, S.; KOHL, P.; ALFONSO, F. et al. The Task Force on Myocardial Revascularization of the European Society of Cardiology (ESC) and the European Association for Cardio-Thoracic Surgery (EACTS) Developed with the special contribution of the European Association of Percutaneous Cardiovascular. *Eur Heart J*, n. 46, p. 517-92, 2014.

18. KIMBLE, L. P.; KING, K. B. Perceived side effects and benefits of coronary angioplasty in the early recovery period. *Heart Lung*, n. 27, p. 308-14, 1998; CHANDRASEKHARAN, D. P.; TAGGART, D. P. Informed consent for interventions in stable coronary artery disease: problems, etiologies, and solutions. *Eur J Cardiothorac Surg*, n. 39, p. 912-7, 2011; WHITTLE, J.; FYFE, R.; ILES, R. D. et al. Patients are overoptimistic about PCI. *BMJ*, n. 349, 2014.

19. HOLMBOE, E. S.; FIELLIN, D. A.; CUSANELLI, E. et al. Perceptions of benefit and risk of patients undergoing first-time elective percutaneous coronary revascularization. *J Gen Intern Med*, n. 15, p. 632-7, 2000.

20. ROTHBERG, M. B.; SIVALINGAM, S. K.; ASHRAF, J. et al. Patients' and cardiologists' perceptions of the benefits of percutaneous coronary intervention for stable coronary disease. *Ann Intern Med*, n. 153, p. 307-13, 2010.

21. LEE, J. H.; CHUU, K.; SPERTUS, J. et al. Patients overestimate the potential benefits of elective percutaneous coronary intervention. *Mo Med*, n. 109, p. 79-84, 2012.

22. KEE, F.; MCDONALD, P.; GAFFNEY, B. Risks and benefits of coronary angioplasty: the patients perspective: a preliminary study. *Qual Health Care*, n. 6, p. 131-9, 1997.

23. WHITTLE, J.; CONIGLIARO, J.; GOOD, C. B. et al. Understanding of the benefits of coronary revascularization procedures among patients who are offered such procedures. *Am Heart J*, n. 154, p. 662-8, 2007.

24. KURESHI, F.; JONES Sr, P. J.; BUCHANAN, D. M. et al. Variation in patients' perceptions of elective percutaneous coronary intervention in stable coronary artery disease: cross sectional study. *BMJ*, n. 349, 2014.

25. OZKAN, O.; ODABASI, J.; OZCAN, U. Expected treatment benefits of percutaneous transluminal coronary angioplasty: the patient's perspective. *Int J Cardiovasc Imaging*, n. 24, p. 567-75, 2008.

26. HAUPTMAN, P. J.; CHIBNALL, J. T.; GUILD, C. et al. Patient perceptions, physician communication, and the implantable cardioverter-defibrillator. *JAMA Intern Med*, n. 173, p. 571-7, 2013.

27. BERESFORD, N.; SEYMOUR, L.; VINCENT, C. et al. Risks of elective cardiac surgery: what do patients want to know? *Heart*, n. 86, p. 626-31, 2001.

28. PRILUCK, I. A.; ROBERTSON, D. M.; BUETTNER, H. What patients recall of the preoperative discussion after retinal detachment surgery. *Am J Ophthalmol*, n. 87, p. 620-3, 1979.

29. MARK, J. S.; SPIRO, H. Informed consent for colonoscopy. A prospective study. *Arch Intern Med*, n. 150, p. 777-80, 1990.

30. HOFFMANN, T. C.; DEL MAR, C. Patients' expectations of the benefits and harms of treatments, screening, and tests. A systematic review. *JAMA Intern Med*, n. 175, p. 274-86, 2014.

31. GOFF, S. L.; MAZOR, K. M.; TING, H. H. et al. How cardiologists present the benefits of percutaneous coronary interventions to patients with stable angina. A qualitative analysis. *JAMA Intern Med*, n. 174, p. 1614-21, 2014.

32. WHITTLE, J.; CONIGLIARO, J.; GOOD, C. B. et al. Understanding of the benefits of coronary revascularization procedures. *Am Heart J*, v. 154, n. 4, p. 662-8, 2007; JOSEPH-WILLIAMS, N.; EDWARDS, A.; ELWYN, G. Power imbalance prevents shared decision making. *BMJ*, n. 348, 2014; FROSCH, D. L.; MAY, S. G.; RENDLE, K. A. et al. Authoritarian physicians and patients' fear of being labeled "difficult" among key obstacles to shared decision making. *Health Aff (Millwood)*, n. 31, p. 1030-8, 2012; ARONSON, L. "Good" patients and "difficult" patients. Rethinking our definitions. *N Engl J Med*, n. 369, p. 796-7, 2013.

33. JOSEPH-WILLIAMS, N.; ELWYN, G.; EDWARDS, A. Knowledge is not power for patients. A systematic review and thematic synthesis of patient-reported barriers and facilitators to shared decision making. *Patient Educ Couns*, n. 94, p. 291-309, 2014.

34. LIAO, L. Benefits of coronary revascularization: a failure to communicate. *Am Heart J*, n. 154, p. 613-4, 2007.

35. SCHMID MAST, M.; HALL, J. A.; ROTER, D. L. Caring and dominance affect participants' perceptions and behaviors during a virtual medical visit. *J Gen Intern Med*, n. 23, p. 523-7, 2008.

36. KAHAN, D.; JENKINS-SMITH, H.; BRAMAN, D. Cultural cognition of scientific consensus. *J Risk Res*, n. 14, p. 147-74, 2011; KAHAN, D. M.; SLOVIC,

P.; BRAMAN, D. et al. Fear of democracy. A cultural critique of Sunstein on risk. *Harvard Law R*, n. 119, 1071-109, 2006.

37. KALANITHI, P. How long have I got left? *New York Times*, Nova York, 24 jan. 2014. Disponível em: <http://nyti.ms/1jIx5tj>.

38. KALANITHI, P. *Quando il respiro si fa aria*. Milano: Mondadori, 2016. p. 62.

39. LUCAS, F. L.; SIROVICH, B. E.; GALLAGHER, P. M. et al. Variation in cardiologists' propensity to test and treat: is it associated with regional variation in utilization? *Circ Card Qual Out*, n. 3, p. 253-60, 2010.

40. CHASSIN, M. R.; KOSECOFF, J.; PARK, R. E. et al. Does inappropriate use explain geographic variations in the use of health care services? A study of three procedures. *JAMA*, n. 258, p. 2533-7, 1987; WENNBERG, J. E. Practice variations and health care reform: connecting the dots. *Health Aff* (suppl. Variations), 2004; WENNBERG, J. E. Practice variation: implications for our health care system. *Managed Care*, n. 13 (suppl 9), p. 3-7, 2004.

41. THOMAS, K. B. The consultation and the therapeutic illusion. *BMJ*, n. 1, p. 1327-8, 1978.

42. FINEBERG, H. V. The paradox of disease prevention: celebrated in principle, resisted in practice. *JAMA*, n. 310, p. 85-90, 2013.

43. LAMB, G.; GREEN, S.; HERON, J. Can a physician warn patients of potential side effects without causing fear of those side effects? *Arch Intern Med*, n. 154, p. 2753-56, 1994; BLANKENSHIP, J. P.; MILLER, S. C. Risky business: when patient preferences seem irrational. *Catheter Cardiovasc Interv*, n. 82, p. 219-20, 2013.

44. BINGEL, U. Avoiding nocebo effects to optimize treatment outcome. *JAMA*, n. 312, p. 693-4, 2014.

45. O'CONNOR, A. M.; BENNETT, C. L.; STACEY, D. et al. Decision aids for people facing health treatment or screening decisions. *Cochrane Database Syst Rev*, n. 3, 2009; BRADDOCK III, C. H. The emerging importance and relevance of shared decision making to clinical practice. *Med Decis Making*, n. 30 (suppl.), p. 5S-7S, 2010; STACEY, D.; LÉGARÉ, F.; COL, N. F. et al. Decision aids for people facing health treatment or screening decisions. *Cochrane Database Syst Rev*, n. 1, 2014.

46. EASTAUGH, S. R. Reducing litigation costs through better patient communication. *Physician Exec*, n. 30, p. 36-8, 2004; TAMBLYN, R.; ABRAHAMOWICZ, M.; DAUPHINEE, D. et al. Physician scores on a National clinical skills examination as predictors of complaints to Medical Regulatory Authorities. *JAMA*, n. 298, p. 993-1001, 2007; VIRSHUP, B. B.; OPPENBERG, A. A.; COLEMAN, M. M. Strategic risk management: reducing malpractice claims through more effective patient-doctor communication. *Am J Med Qual*, n. 14, p. 153-9, 1999.

47. COVINSKY, K. R.; FULLER, J. D.; YAFFE, K. et al. Communication and decision-making in seriously ill patients: findings of the SUPPORT Project. *J Am Ger Soc*, n. 48, p. S187-93, 2000.

48. ZHANG, B.; WRIGHT, A. A.; HUSKAMP, H. A. et al. Health care costs in the last week of life. Associations with end-of-life conversations. *Arch Intern Med*, n. 169, p. 480-8, 2009.

49. HERXHEIMER, A. Communicating with patients about harms and risks. *PLoS Med*, n. 2, p. e42, 2005.

50. JOHANSSON, M.; JUHL, K.; GEZ, L. et al. "Informed choice" in a time of too much medicine − no panacea for ethical difficulties. *BMJ*, n. 353, p. i2230, 2016.

51. DESHMUK, A.; PATEL, N. J.; PANT, S. et al. In-hospital complications associated with catheter ablation of atrial fibrillation in the United States between 2000 and 2010. Analysis of 93,801 procedures. *Circulation*, n. 128, p. 2104-12, 2013.

52. GANESAN, A. N.; SHIPP, N. J.; BROOKS, A. G. et al. Long-term outcomes of catheter ablation of atrial fibrillation: a systematic review and meta-analysis. *J Am Heart Assoc*, n. 2, p. e004549, 2013; BROOKS, A. G.; STILES, M. K.; LABORDERIE, J. et al. Outcomes of long-standing persistent atrial fibrillation ablation: a systematic review. *Heart Rhythm*, n. 7, p. 835-46, 2010.

53. CARLSSON, J.; MIKETIC, S.; WINDELER, J. et al. Randomized trial of rate-control versus rhythm-control in persistent atrial fibrillation: the Strategies of Treatment of Atrial Fibrillation (STAF) study. *J Am Coll Cardiol*, n. 41, p. 1690-96, 2003; VAN GELDER, I. C.; HAGENS, V. E.; BOSKER, H. A.

et al. A comparison of rate control and rhythm control in patients with recurrent persistent atrial fibrillation. *N Engl J Med*, n. 347, p. 1834-40, 2002; WYSE, D. G.; WALDO, A. L.; DIMARCO, J. P. et al. A comparison of rate control and rhythm control in patients with atrial fibrillation, *N Engl J Med*, n. 347, p. 1825-33, 2002; HOHNLOSER, S. H.; KUCK, K. H.; LILIENTHAL, J. Rhythm or rate control in atrial fibrillation – Pharmacological Intervention in Atrial Fibrillation (PIAF): a randomised trial. *Lancet*, n. 356, p. 1789-94, 2000; SINGH, S. N.; TANG, X. C.; SINGH, B. N. et al. Quality of life and exercise performance in patients in sinus rhythm versus persistent atrial fibrillation: a Veterans Affairs Cooperative Studies Program Substudy. *J Am Coll Cardiol*, n. 48, p. 721-30, 2006; CORLEY, S. D.; EPSTEIN, A. E.; DIMARCO, J. P. et al. Relationships between sinus rhythm, treatment, and survival in the Atrial Fibrillation Follow-Up Investigation of Rhythm Management (AFFIRM) Study. *Circulation*, n. 109, p. 1509-13, 2004.

54. DUKES, J. W.; DEWLAND, T. A.; VITTINGOFF, E. et al. Access to alcohol and heart disease among patients in hospital: observational cohort study using differences in alcohol sales laws. *BMJ*, n. 353, p. i2714, 2016.

55. NALLIAH, C. H.; SANDERS, P.; KOTTKAMP, H. et al. The role of obesity in atrial fibrillation. *Eur Heart J*, n. 37, p. 1565-72, 2016.

56. PATHAK, R. K.; MIDDELDORP, M. E.; LAU, D. H. et al. Aggressive risk factor reduction study for atrial fibrillation and implications for the outcome of ablation: the ARREST-AF cohort study. *J Am Coll Cardiol*, n. 64, p. 2222-31, 2014; PATHAK, R. K.; MIDDELDORP, M. E.; MEREDITH, M. et al. Long-term effect of goal-directed weight management in an atrial fibrillation cohort. A long-term follow-up study (LEGACY). *J Am Coll Cardiol*, n. 65, p. 2159-69, 2015; KIM, J. S.; PARK, J. W.; PAK, H. N. et al. The novel application of intraprocedural cardiac computed tomography for left atrial appendage occlusion. *Eur Heart J*, n. 37, p. 1626, 2016.

57. MALMO, V.; NES, B. M.; AMUNDSEN, B. H. et al. Aerobic interval training reduces the burden of atrial fibrillation in the short term. A randomized trial. *Circulation*, n. 133, p. 466-73, 2016

58. CARDACI, G. *La formula chimica del dolore*. Milano: Mondadori, 2010.

CAPÍTULO 3

1. BANGALORE, S.; GUO, Y.; SAMADASHVILI, Z. et al. Everolimus-eluting stents or bypass surgery for multivessel coronary disease. *N Engl J Med*, n. 372, p. 1213-22, 2015.

2. RIFKIN, E.; LAZRIS, A. A grateful but not passive patient. *JAMA Intern Med*, n. 176, p. 1248-9, 2016.

3. MENARD, S. *Si può curare*. La mia storia di oncologa malata di cancro. Milano: Mondadori, 2009. p. 134.

4. ROSENHEK, R.; RADER, F.; KLAAR, U. et al. Outcome of watchful waiting in asymptomatic severe mitral regurgitation. *Circulation*, n. 113, p. 2238-44, 2006.

5. DE MEESTER, C.; GERBER, B. L.; VANCRAEYNEST, D. et al. Early surgical intervention versus watchful waiting and outcomes for asymptomatic severe aortic regurgitation. *J Thorac Cardiovasc Surg*, n. 150, p. 1100-8, 2015.

6. KATZ, D. A.; LITTENBERG, B.; CRONENWETT, J. L. Management of small abdominal aortic aneurysms. Early surgery vs watchful waiting. *JAMA*, n. 268, p. 2678-86, 1992.

7. BILL-AXELSON, A.; HOLMBERG, L.; RUUTU, M. et al. Radical prostatectomy versus watchful waiting in localized prostate cancer. *N Engl J Med*, n. 364, p. 1708-17, 2011; WILT, T. J.; BRAWER, M. K.; JONES, K. M. et al. Radical prostatectomy versus observation for localized prostate cancer. *N Engl J Med*, n. 367, p. 203-13, 2012.

8. COOPERBERG, M. R.; CARROLL, P. R. Trends in management for patients with localized prostate cancer, 1990-2013. *JAMA*, n. 314, p. 80-2, 2015.

9. HEGEL, M. T.; OXMAN, T. E.; HULL, J. G. et al. Watchful waiting for minor depression in primary care: remission rates and predictors of improvement. *Gen Hosp Psych*, n. 28, p. 205-12, 2006.

10. MCCORMICK, D. P.; CHONMAITREE, T.; PITTMAN, C. et al. Non severe acute otitis media. A clinical trial comparing outcomes of watchful waiting versus immediate antibiotic treatments. *Pediatrics*, n. 115, p. 1455-65, 2005.

11. KENDALL, C.; MURRAY, S. Is watchful waiting a reasonable approach for men with minimally symptomatic inguinal hernia? *CMAJ*, n. 174, p. 1263-4, 2006.

12. HWANG, M. J.; BHANGUE, A.; WEBSTRARE, C. E. et al. Unintended consequences of policy change to watchful waiting for asymptomatic inguinal hernias. *Ann R Coll Surg Engl*, n. 96, p. 343-7, 2014.

13. ESSERMAN, L. Recommended watchful waiting with close observation. *N Engl J Med*, n. 374, p. 390-1, 2016.

14. FEINSTEIN, A. R.; SOSIN, D. M.; WELLS, C. K. The Will Rogers phenomenon. State migration and new diagnostic technique as a source of misleading statistics for survival in cancer. *N Engl J Med*, n. 312, p. 1604-8, 1985.

15. GADY, D. A tumor is no clearer in hindsight. *New York Times*, Nova York, 31 out. 2011.

16. PRASAD, V.; VANDROSS, A.; TOOMEY, C. et al. A decade of reversal: an analysis of 146 contradicted medical practices. *Mayo Clin Proc*, n. 88, p. 790-8, 2013; DJULBEGOVIC, B.; KUMAR, A.; GLASZIOU, P. P. et al. New treatments compared to established treatments in randomized trials. *Cochrane Database Syst Rev*, n. 10, p. MR000024, 2012.

17. HEIAT, A.; GROSS, C. P.; KRUMHOLZ, H. M. Representation of the elderly, women, and minorities in heart failure clinical trials. *Arch Intern Med*, n. 162, p. 1682-8, 2002; MASOUDI, F. A.; HAVRANEK, E. P.; WOLFE, P. et al. Most hospitalized older persons do not meet the enrollment criteria for clinical trials in heart failure. *Circulation*, n. 123, p. 1581-3, 2011; NIEDERSEER, D.; THALER, C. W.; NIEDERSEER, M. et al. Mismatch between heart failure patients in clinical trials and the real world. *Int J Cardiol*, n. 168, p. 1859-65, 2013.

18. IOANNIDIS, J. P. A. How many contemporary medical practices are worse than doing nothing or doing less? *Mayo Clin Proc*, n. 88, p. 779-81, 2013; FELDMAN, L. S. Choosing wisely: things we do for no reason. *J Hospital Med*, n. 10, p. 696, 2015.

19. BOBBIO, M.; LUSIANI, L.; FREDIANI, R. Overtreatment. *Ital J Med*, n. 9, p. 204-6, 2015.

20. BODEN, W. E.; O'ROURKE, R. A.; TEO, K. K. et al. Optimal medical therapy with or without PCI for stable coronary disease. *N Engl J Med*, n. 356, p. 1503-16, 2007.

21. STERGIOPOULOS, K.; BROWN, D. L. Initial coronary stent implantation with medical therapy vs medical therapy alone for stable coronary artery disease: meta-analysis of randomized controlled trials. *Arch Intern Med*, n. 172, p. 312-9, 2012.

22. KALBAEK, H.; HOFSTEN, D. E.; KOBER, L. et al. Deferred versus conventional stent implantation in patients with ST-segment elevation myocardial infarction (DANAMI 3-DEFER): an open-label, randomised controlled trial. *Lancet*, n. 387, p. 2199-206, 2016.

23. HULTEN, E.; PICKETT, C.; BITTENCOURT, M. S. et al. Outcomes after coronary computed tomography angiography in the emergency department: a systematic review and meta-analysis of randomized, controlled trials. *J Am Coll Cardiol*, n. 61, p. 880-92, 2013.

24. WYSE, D. G.; WALDO, A. L.; DIMARCO, J. P. et al. A comparison of rate control and rhythm control in patients with atrial fibrillation. *N Engl J Med*, n. 347, p. 1825-33, 2002; ROY, D.; TALAJIC, M.; NATTEL, S. et al. Rhythm control versus rate control for atrial fibrillation and heart failure. *N Engl J Med*, n. 358, p. 2667-77, 2008.

25. GILLINOV, A. M.; BAGIELLA, E.; MOSKOWITZ, A. J. et al. Rate control versus rhythm control for atrial fibrillation after cardiac surgery. *N Engl J Med*, n. 374, p. 1911-21, 2016.

26. BHATT, D. L.; KANDZARI, D. E.; O'NEILL, W. W. A Controlled trial of renal denervation for resistant hypertension. *N Engl J Med*, n. 370, p. 1393-401, 2014.

27. COOPER, C. J.; MURPHY, T. P.; CUTLIP, D. E. et al. Stenting and medical therapy for atherosclerotic renal-artery stenosis. *N Engl J Med*, n. 370, p. 13-22, 2014.

28. BART, B. A.; GOLDSMITH, S. R.; LEE, K. L. et al. Ultrafiltration in decompensated heart failure with cardiorenal syndrome. *N Engl J Med*, n. 367, p. 2296-304, 2012.

29. THIELE, H.; ZEYMER, U.; NEUMANN, F. J. et al.; (IABP-SHOCK II) trial investigators. Intra-aortic balloon counterpulsation in acute myocardial infarction complicated by cardiogenic shock (IABP-SHOCK II): final 12 month results of a randomised, open-label trial. *Lancet*, n. 382, p. 1638-45, 2013.

30. PANDEY, A.; KHERA, R.; KUMAR, N. et al. Use of pulmonary artery catheterization in US patients with heart failure, 2001-2012. *JAMA Intern Med*, n. 176, p. 129-32, 2016.

31. SAFAVI, K. C.; LI, S. X.; DHARMARAJAN, K. et al. Hospital variation in the use of noninvasive cardiac imaging and its association with downstream testing, interventions, and outcomes. *JAMA Intern Med*, n. 174, p. 546-53, 2014.

32. CARROLL, J. D.; SAVER, J. L.; THALER, D. E. et al. Closure of patent foramen ovale versus medical therapy after cryptogenic stroke. *N Engl J Med*, v. 368, n. 12, p. 1092-100, 2013.

33. CAIRONI, P.; TOGNONI, G.; MASSON, S.; ALBIOS Study Investigators. Albumin replacement in patients with severe sepsis or septic shock. *N Engl J Med*, n. 370, p. 1412-21, 2014.

CAPÍTULO 4

1. AHN, H. S.; KIM, H. J.; WELCH, H. G. Korea's thyroid-cancer "epidemic" – Screening and overdiagnosis. *N Engl J Med*, n. 371, p. 1765-7, 2014.

2. DAVIES, L.; WELCH, H. G. Increasing incidence of thyroid cancer in the United States, 1973-2002. *JAMA*, n. 295, p. 2164-67, 2006.

3. VACCARELLA, S.; FRANCESCHI, S.; BRADY, F. et al. Worldwide thyroid-cancer epidemic? The increasing impact of overdiagnosis. *N Engl J Med*, n. 375, p. 614-7, 2016.

4. BRODERSEN, J.; SCHWARTZ, L. M.; WOLOSHIN, S. Overdiagnosis: how cancer screening can turn indolent pathology into illness. *APMIS*, n. 122, p. 683-9, 2014; ESSERMAN, L.; SHIEH, Y.; THOMPSON, I. Rethinking

screening for breast cancer and prostate cancer. *JAMA*, n. 302, p. 1685-92, 2009.

5. DAVIES, L.; OUELLETTE, M.; HUNTER, M. et al. The increasing incidence of small thyroid cancers: where are the cases coming from? *Laryngoscope*, n. 120, p. 2446-51, 2010.

6. OMER, Z. B.; HWANG, E. S.; ESSERMAN, L. J. et al. Impact of ductal carcinoma in situ terminology on patient treatment preferences. *JAMA Intern Med*, n. 173, p. 1830-1, 2013.

7. ETZIONI, R.; GULATI, R.; MALLINGER, L. et al. Influence of study features and methods on overdiagnosis estimates in breast and prostate cancer screening. *Ann Intern Med*, n. 158, p. 831-8, 2013.

8. ESSERMAN, L. J.; THOMPSON JR, I. M.; REID, B. Overdiagnosis and overtreatment in cancer: an opportunity for improvement. *JAMA*, n. 310, p. 797-8, 2013.

9. CAVICCHI, I.; NUMICO, G. M. *La complessità che cura.* Un nuovo approccio all'oncologia. Bari: Dedalo, 2015. p. 46.

10. HELMAN, C. G. Disease versus illness in general practice. *J R Coll Gen Pract*, n. 31, p. 548-52, 1981.

11. GØTZSCHE, P. C.; JØRGENSEN, K. J.; KROGSBØLL, L. T. General health checks don't work. It's time to let them go. *BMJ*, n. 348, p. g3680, 2014.

12. TANWAR, R.; KATTAR, N.; SOOD, R. et al. Benign prostatic hyperplasia related contend on YouTube: unregulated and concerning. *Rec Progr Med*, n. 106, p. 337-41, 2015.

13. PROROK, P. C.; CONNOR, R. J.; BAKER, S. G. Statistical considerations in cancer screening programs. *Urol Clin North Am*, n. 17, p. 699-708, 1990.

14. FEINSTEIN, A. R.; SOSIN, D. M.; WELLS, C. K. The Will Rogers phenomenon. State migration and new diagnostic technique as a source of misleading statistics for survival in cancer. *N Engl J Med*, n. 312, p. 1604-8, 1985.

15. GALVAGNO, G.; BONETTO, M.; MARABOTTO, M. et al. Screening, diagnosi precoce: sempre opportuni? *Dec Med*, n. 15, p. 63-75, 2015.

16. KROGSBØLL, L. T.; JØRGENSEN, K. J.; GRØNHØJ LARSEN, C. et al. General health checks in adults for reducing morbidity and mortality from disease. *Cochrane Database Syst Rev*, n. 10, 2012.

17. WEGWARTH, O.; SCHWARTZ, L. M.; WOLOSHIN, S. et al. Do physician understand cancer screening statistics? A national survey of primary care physicians in the United States. *Ann Intern Med*, n. 156, p. 340-9, 2012.

18. HOFFMANN, T. C.; DEL MAR, C. Patients' expectations of the benefits and harms of treatments, screening, and tests. A systematic review. *JAMA Intern Med*, n. 175, p. 274-86, 2014; SHERIDAN, S. L.; GOLIN, C.; BUNTON, A. et al. Shared decision making for prostate cancer screening: the results of a combined analysis of two practice-based randomized controlled trials. *BMC Med Inf Dec*, n. 12, p. 130, 2012; GIGERENZER, G. Breast cancer screening pamphlets mislead women. All women and women organizations should tear up the pink ribbons and campaign for honest information. *BMJ*, n. 348, p. g2636, 2014.

19. GIORDANO, L.; ROWINSKI, M.; GAUDENZI, G. et al. What information do breast cancer screening programmes provide to Italian women? *Eur J Public Health*, n. 15, p. 66-9, 2005.

20. CAVERLY, T. J.; HAYWARD, R. A.; REMER, E. et al. Presentation of benefits and harms in US cancer screening and prevention guidelines: systematic review. *J Natl Cancer Inst*, n. 108, p. djv436, 2016.

21. CASELLI, L.; IABOLI, L.; LOBACCARO, G. et al. *Doctor G*. Roma: L-Ink, 2016.

22. WELCH, G. *Sovradiagnosi*. Come gli sforzi per migliorare la salute possono renderci malati. Roma: Il Pensiero Scientifico, 2013. p. 213.

23. KROGSBØLL, L. T.; JØRGENSEN, K. J.; GRØNHØJ LARSEN, C. et al. General health checks in adults for reducing morbidity and mortality from disease. *Cochrane Database Syst Rev*, n. 10, 2012.

24. JØRGENSEN, T.; JACOBSEN, R. K.; TOFT, U. et al. Effect of screening and lifestyle counselling on incidence of ischaemic heart disease in general population: Inter99 randomised trial. *BMJ*, n. 348, p. g3617, 2014.

25. HAINES, I. E.; ABLIN, R. J.; MIKLOS, G. L. G. Screening for prostate cancer: time to put all the data on the table. *BMJ*, n. 353, p. i2574, 2016.

26. LOEB, S.; CARTER, H. B.; BERNDT, S. I. et al. Complications after prostate biopsy: data from SEER-Medicare. *J Urol*, n. 186, p. 1830-4, 2011.

27. GALLINA, A.; SUARDI, N.; MONTORSI, F. et al. Mortality at 120 days after prostatic biopsy: a population-based study of 22,175 men. *Int J Cancer*, n. 123, p. 647-52, 2008.

28. WALLIS, C. J. D.; MAHAR, A. L.; CHOO, R. et al. Second malignancies after radiotherapy for prostate cancer: systematic review and meta-analysis. *BMJ*, n. 352, p. i851, 2016; EYLER, C. E.; ZIETMAN, A. L. A (relatively) risky business: the link between prostatic radiotherapy and second malignancies. *BMJ*, n. 351, p. i1073, 2016.

29. ABLIN, R. The great prostate mistake. *New York Times*, Nova York, 9 mar. 2010.

30. NGUYEN, L. T.; SULLIVAN, C. T.; MAKAM, A. N. The diagnostic cascade of incidental findings. A teachable moment. *JAMA* Intern Med, n. 175, p. 1089-90, 2015.

31. Ivi.

32. WARDLAW, J. M.; DAVIES, H.; BOOTH, C. et al. Acting on incidental findings in research imaging. *BMJ*, n. 351, p. h5190, 2015.

33. RANG, M. The Ulysses syndrome. *CMAJ*, n. 106, p. 122-3, 1972; PICANO, E. The risks of inappropriateness in cardiac imaging. *Int J Environ Res Public Health*, n. 6, p. 1649-64, 2009.

34. FANG, F.; KEATING, N. L.; MUCCI, L. A. et al. Immediate risk of suicide and cardiovascular death after a prostate cancer diagnosis: cohort study in the United States. *J Natl Cancer Inst*, n. 102, p. 307-14, 2010.

35. JOHANSSON, M.; JØRGENSEN, K. J.; BRODERSEN, J. Harms of screening for abdominal aortic aneurysm: is there more to life than a 0.46% disease-specific mortality reduction? *Lancet*, n. 387, p. 308-10, 2016.

36. MARMOT, M. G.; ALTMAN, D. G.; CAMERON, D. A. et al. The benefits and harms of breast cancer screening: an independent review. *Br J Cancer*, n. 108, p. 2205-40, 2013.

37. JØRGENSEN, K. J.; GØTZSCHE, P. C. Overdiagnosis in publicly organised mammography screening programmes: systematic review of incidence trends. *BMJ*, n. 339, p. b2587, 2009.

38. HUBBARD, R. A.; KERLIKOWSKE, K.; FLOWERS, C. I. et al. Cumulative probability of false-positive recall or biopsy recommendation after 10 years of screening mammography: a cohort study. *Ann Intern Med*, n. 155, p. 481-92, 2011.

39. ELMORE, J. G.; BARTON, M. B.; MOCERI, V. M. et al. Ten-year risk of false positive screening mammograms and clinical breast examinations. *N Engl J Med*, n. 338, p. 1089-96, 1998; PACE, L. E.; KEATING, N. L. A systematic assessment of benefits and risks to guide breast cancer screening decisions. *JAMA*, n. 311, p. 1327-35, 2014.

40. BREWER, N. T.; SALZ, T.; LILLIE, S. E. Systematic review: the long-term effects of false-positive mammograms. *Ann Intern Med*, n. 146, p. 502-10, 2007; BLEYER, A.; WELCH, H. G. Effect of three decades of screening mammography on breast-cancer incidence. *N Engl J Med*, n. 367, p. 1998-2005, 2012; BRODERSEN, J.; SIERSMA, V. D. Long-term psychosocial consequences of false-positive screening mammography. *Ann Fam Med*, n. 11, p. 106-15, 2013.

41. BRAITHWAITE, D.; ZHU, W.; HUBBARD, R. A. et al. Breast Cancer Surveillance Consortium. Screening outcomes in older US women undergoing multiple mammograms in community practice: does interval, age, or comorbidity score affect tumor characteristics or false positive rates? *J Natl Cancer Inst*, n. 105, p. 334-41, 2013; KERLIKOWSKE, K.; GRADY, D.; BARCLAY, J. et al. Positive predictive value of screening mammography by age and family history of breast cancer. *JAMA*, n. 270, p. 2444-50, 1993.

42. The Independent UK panel on breast cancer screening. The benefits and harms of breast cancer screening: an independent review. *Lancet*, n. 380, p. 1778-86, 2012.

43. US Preventive Services Task Force. Screening for breast cancer: U.S. Preventive Services Task Force recommendation statement. *Ann Intern Med*, n. 151, p. 716-26, 2009.

44. KERLIKOWSKE, K. Progress toward consensus on breast cancer screening guidelines and reducing screening harms. *JAMA Intern Med*, n. 175, p. 1970-1, 2015.

45. BILLER-ANDORNO, N.; JÜNI, P. Abolishing mammography screening programs? A view from the Swiss Medical Board. *N Engl J Med*, n. 370, p. 1965-7, 2014.

46. RAFFLE, A. E.; GRAY, J. A. M. *Screening*. Evidence and practice. Oxford: Oxford University Press, 2007.

47. BLACK, W. C.; HAGGSTROM, D. A.; WELCH, H. G. All-cause mortality in randomized trials of cancer screening. *J Natl Cancer Inst*, n. 94, p. 167-73, 2002.

48. SAQUIB, N.; SAQUIB, J.; IOANNIDIS, J. Does screening for disease save lives in asymptomatic adults? Systematic review of meta-analyses and randomized trials. *Int J Epidemiol*, v. 44, n. 1, p. 264-77, 2015.

49. WILSON, J. M. G.; JUNGNER, G. *Principles and practice of screening for disease*. Genebra: World Health Organization, 1968; PRASAD, V.; LENZER, J.; NEWMAN, D. H. Why cancer screening has never been shown to "save lives" – and what we can do about it. *BMJ*, n. 352, p. h6080, 2016.

50. ANDRIOLE, G. L.; CRAWFORD, E. D.; GRUBB, R. L. et al. PLCO Project Team. Mortality results from a randomized prostate-cancer screening trial. *N Engl J Med*, n. 360, p. 1310-9, 2009.

51. ANDRIOLE, G. L.; CRAWFORD, E. D.; GRUBB, R. L. et al. Prostate cancer screening in the randomized prostate, lung, colorectal, and ovarian cancer screening trial: mortality results after 13 years of follow-up. *J Natl Cancer Inst*, n. 104, p. 125-32, 2012.

52. HARDING, C.; POMPEI, F.; BURMISTROV, D. et al. Breast cancer screening, incidence, and mortality across US counties. *JAMA Intern Med*, n. 175, p. 1483-9, 2015.

53. MILLER, A. B.; WALL, C.; BAINES, C. J. et al. Twenty five year follow-up for breast cancer incidence and mortality of the Canadian National Breast Screening Study: randomised screening trial. *BMJ*, n. 348, p. g366, 2014.

54. BLEYER, A.; BAINES, C.; MILLER, A. B. Impact of screening mammography on breast cancer mortality. *Int J Cancer*, n. 138, p. 2003-12, 2016.

55. SCHONBERG, M. A.; HAMEL, M.; DAVIS, R. B. et al. Development and evaluation of a decision aid on mammography screening for women 75 years and older. *JAMA Intern Med*, n. 174, p. 417-24, 2014.

56. VAN DEN BRUESL, A. People's willingness to accept overdetection in cancer screening: population survey. *BMJ*, n. 350, p. h980, 2015.

57. METCALFE, D.; CHOWDHRY, R.; SALIM, A. What are the consequences when doctors strike? *BMJ*, n. 351, p. h6231, 2015.

58. RUIZ, M.; BOTTLE, A.; AYLIN, P. A retrospective study of the impact of the doctors' strike in England on 21 June 2012. *J R Soc Med*, n. 106, p. 362-9, 2013.

59. ERCEG, M.; KUJUNDZIC-TILJAK, M.; BABIC-ERCEG, A. et al. Physicians' strike and general mortality: Croatia's experience of 2003. *Coll Antropol*, n. 31, p. 891-5, 2007.

60. JAMES, J. J. Impacts of the medical malpractice slowdown in Los Angeles County. January 1976. *Am J Public Health*, n. 69, p. 437-43, 1979; ROEMER, M. I. More data on post-surgical deaths related to the 1976 Los Angeles doctor slowdown. *Soc Sci Med*, n. 15C, p. 161-3, 1981.

61. SIEGEL-ITZKOVICH, J. Doctors' strike in Israel may be good for health. *BMJ*, n. 320, p. 1561, 2000.

62. CUNNINGHAM, S. A.; MITCHELL, K.; NARAYAN, K. M. et al. Doctors' strikes and mortality: a review. *Soc Sci Med*, n. 67, p. 1784-8, 2008.

63. JENA, A. B.; PRASAD, V.; GOLDMAN, D. P. et al. Mortality and treatment patterns among patients hospitalized with acute cardiovascular conditions during dates of national cardiology meetings. *JAMA Intern Med*, n. 175, p. 237-44, 2015.

64. GÉRVAS, J.; STARFIELD, B.; HEATH, I. Prevention is better than cure? *Lancet*, n. 372, p. 1997-9, 2008.

CAPÍTULO 5

1. CAMICI, G. G.; SAVARESE, G.; AKHMEDOV, A. et al. Molecular mechanism of endothelial and vascular aging: implications for cardiovascular disease. *Eur Heart J*, n. 36, p. 3392-403, 2015.

2. Gruppo Italiano per lo Studio della Sopravvivenza nell'Infarto miocardico. Dietary supplementation with n-3 polyunsaturated fatty acids and vitamin E after myocardial infarction: results of the GISSI-Prevenzione trial. *Lancet*,

n. 354, p. 447-55, 1999; The Heart Outcome Prevention (HOPE) Study Investigators. Vitamin E supplementation and cardiovascular events in high-risk patients. *N Engl J Med*, n. 342, p. 154-60, 2000; STAMPFER, M. J.; HENNEKENS, C. H.; MANSON, J. E. et al. Vitamin E consumption and the risk of coronary disease in women. *N Engl J Med*, n. 328, p. 1444-9, 1993; VIVEKANANTHAN, D. P.; PENN, M. S.; SAPP, S. K. et al. Use of antioxidant vitamins for the prevention of cardiovascular disease: meta-analysis of randomised trials. *Lancet*, n. 306, p. 2017-23, 2003.

3. BJELAKOVIC, G.; NIKOLOVA, D.; GLUUD, C. Meta-regression analyses, meta-analyses, and trial sequential analyses of the effects of supplementation with beta-carotene, vitamin A, and vitamin E singly or in different combinations on all-cause mortality: do we have evidence for lack of harm? *PLoS One*, n. 8, p. e74558, 2013.

4. KALRA, E. K. Nutraceutical - Definition and introduction. *AAPS PharmSci*, n. 5, p. 1-2, 2003; NESTLE, M. Corporate funding of food and nutrition research science or marketing? *JAMA Intern Med*, n. 176, p. 13-4, 2016.

5. HANSEN, K. E.; JOHNSON, R. E.; CHAMBERS, K. R. et al. Treatment of vitamin D insufficiency in postmenopausal women. A randomized clinical trial. *JAMA Intern Med*, n. 175, p. 1612-21, 2015.

6. GRADY, D. How much vitamin D is enough. *JAMA Intern Med*, n. 175, p. 1621, 2015.

7. TAI, V.; LEUNG, W.; GREY, A. et al. Calcium intake and bone mineral density: systematic review and meta-analysis. *BMJ*, n. 351, p. h4183, 2015.

8. GREY, A.; BOLLAND, M. Web of industry, advocacy, and academia in the management of osteoporosis. *BMJ*, n. 351, p. h3170, 2015.

9. BOLLAND, M. J.; LEUNG, W.; TAI, V. et al. Calcium intake and risk of fracture: systematic review. *BMJ*, n. 351, p. h4580, 2015.

10. CHUNG, M.; LEE, J.; TERASAWA, T. et al. Vitamin D with or without calcium supplementation for prevention of cancer and fractures: an updated meta-analysis for the U.S. Preventive Services Task Force. *Ann Intern Med*, n. 155, p. 827-38, 2011; BARON, J. A.; BARRY, E. L.; MOTT, L. A. et al. A trial of calcium and vitamin D for the prevention of colorectal adenomas. *N Engl J Med*, n. 373, p. 1519-30, 2015.

11. MOYER, V. A. Vitamin D and calcium supplementation to prevent fractures in adults: US Preventive Services Task Force recommendation statement. *Ann Intern Med*, n. 158, p. 691-6, 2013.

12. FABBRI, A.; GREGORACI, G.; TEDESCO, D. et al. *BMJ Open*, n. 6, p. e011124, 2016.

13. KELLERMANN, A. L.; DESAI, N. R. Obstacles to developing cost-lowering health technology. The inventor's dilemma. *JAMA*, n. 314, p. 1447-8, 2015.

14. ALS-NIELSEN, B.; CHEN, W.; GLUUD, C. et al. Association of funding and conclusion in randomized drug trials. A reflection of treatment effect of adverse events? *JAMA*, n. 290, p. 921-8, 2003; KJAERGARD, L. L.; ALS-NIELSEN, B. Association between competing interests and authors' conclusions: epidemiological study of randomised clinical trials published in the BMJ. *BMJ*, n. 325, p. 249-52, 2002; LEXCHIN, J.; BERO, L. A.; DJULBEGOVIC, B. et al. Pharmaceutical industry sponsorship and research outcome and quality: systematic review. *BMJ*, n. 326, p. 1167-70, 2003.

15. HOLLEMAN, F.; UIJLDERT, M.; DONSWIJK, L. F. et al. Productivity of authors in the field of diabetes: bibliographic analysis of trial publications. *BMJ*, n. 350, p. h2638, 2015.

16. IOANNIDIS, J. P. A. Why most published research findings are false. *PloS Med*, n. 2, p. 696-701, 2005.

17. DJULBEGOVIC, B.; LACEVIC, M.; CANTOR, A. et al. The uncertainty and industry sponsored research. *Lancet*, n. 356, p. 635-8, 2000; TURNER, R. E. H. Selective publication of antidepressant trials and its influence on apparent efficacy. *N Engl J Med*, n. 358, p. 252-60, 2008.

18. DICKERSIN, K.; CHAN, S.; CHALMERS, T. C. et al. Publication bias and clinical trials. *Contr Clin Trials*, n. 8, p. 343-53, 1987.

19. GINSBERG, H. N.; ELAM, M. B.; LOVATO, L. C. et al.; ACCORD Study Group. Effects of combination lipid therapy in type 2 diabetes mellitus. *N Engl J Med*, n. 362, p. 1563-74, 2010.

20. SINGER, N. Medical papers by ghostwriters pushed therapy. *New York Times*, Nova York, 5 ago. 2009.

21. VINKERS, C. V.; TIJDINK, J. K.; OTTE, W. M. Use of positive and negative words in scientific PubMed abstracts between 1974 and 2014: retrospective analysis. *BMJ*, n. 351, p. h6467, 2015.

22. IOANNIDIS, J. P. A. Evidence-based medicine has been hijacked: a report to David Sackett. *J Clin Epidemiol*, n. 73, p. 82-6, 2016.

23. MENDELSON, T. B.; MELTZER, M.; CAMPBELL, E. G. et al. Conflicts of interest in cardiovascular clinical practice guidelines. *Arch Intern Med*, n. 171, p. 577-84, 2011; NEUMAN, J.; KORENSTEIN, D.; ROSS, J. S. et al. Prevalence of financial conflicts of interest among panel members producing clinical practice guidelines in Canada and United States: cross sectional study. *BMJ*, n. 343, p. d5621, 2011; COSGROVE, L.; BURSZTAJN, H. J.; ERLICH, D. R. et al. Conflict of interest and the quality of recommendations in clinical guidelines. *J Eval Clin Pract*, n. 19, p. 674-81, 2013; TIBAU, A.; BEDARD, P. L.; SRIKANTHAN, A. et al. Author financial conflicts of interest, industry funding and clinical practice guidelines for anticancer drugs. *J Clin Oncol*, n. 33, p. 100-6, 2015.

24. CHOUDHRY, N. K.; STELFOX, H. T.; DETSKY, A. S. Relationships between authors of clinical practice guidelines and the pharmaceutical industry. *JAMA*, n. 287, p. 612-7, 2002.

25. VAHANIAN, A.; ALFIERI, O.; ANDREOTTI, F. et al.; The Joint Task Force on the Management of Valvular Heart Disease of the European Society of Cardiology (ESC) and the European Association for Cardio-Thoracic Surgery (EACTS). Guidelines on the management of valvular heart disease (version 2012). *Eur Heart J*, n. 33, p. 2451-96, 2012.

26. KEARON, C.; AKL, E. A.; ORNELAS, J. et al. Antithrombotic therapy for VTE disease. CHEST Guideline and Expert Panel Report. *Chest*, n. 149, p. 315-52, 2016.

27. TRICOCI, P. L.; ALLEN, J. M.; KRAMER, J. M. et al. Scientific evidence underlying the ACC/AHA clinical practice guidelines. *JAMA*, n. 301, p. 831-41, 2009.

28. HOHNLOSER, S. H.; CRIJNS, H. J. G. M.; VANEICKELS, M. et al.; ATHENA Investigators. Effect of dronedarone on cardiovascular events in atrial fibrillation. *N Engl J Med*, n. 360, p. 668-78, 2009.

29. LE HEUZEY, J. Y.; DE FERRARI, G. M.; RADZIK, D. et al. A short-term, randomized, double-blind, parallel-group study to evaluate the efficacy and safety of dronedarone versus amiodarone in patients with persistent atrial fibrillation: the DIONYSOS study. *J Cardiovasc Electrophysiol*, n. 21, p. 597-605, 2010.

30. CONNOLLY, S. J.; CAMM, A. J.; HALPERIN, J. L. et al.; PALLAS Investigators. Dronedarone in high-risk permanent atrial fibrillation. *N Engl J Med*, n. 365, p. 2268-76, 2011.

31. IANNONE, P.; HAUPT, E.; FLEGO, G. et al. Dronedarone for atrial fibrillation. The limited reliability of clinical practice guidelines. *JAMA Intern Med*, n. 174, p. 625-9, 2014.

32. IOANNIDIS, J. P. Are medical conferences useful? And for whom? *JAMA*, n. 307, p. 1257-8, 2012.

33. STEINMAN, M. A.; BERO, L. A.; CHREN, M. M. et al. Narrative review: the promotion of gabapentin, an analysis of internal industry documents. *Ann Intern Med*, n. 145, p. 284-93, 2006.

34. EGUALE, T.; BUCKERIDGE, D. L.; VERMA, A. et al. Association of off-label drug use and adverse drug events in an adult population. *JAMA Intern Med*, n. 176, p. 55-63, 2016; GOOD, C. B.; GELLAD, W. F. Off-label drug use and adverse drug events turning up the heat on off-label prescribing. *JAMA Intern Med*, n. 176, p. 63-4, 2016.

35. DOMENIGHETTI, G. Il conflitto originale: attese vs realtà. *Arco Giano*, n. 23, p. 31-40, 2000.

CAPÍTULO 6

1. BISHOP, T. F.; PESK, M. Does defensive medicine protect doctors against malpractice claims? *BMJ*, n. 351, p. h5786, 2015.

2. JENA, A. B.; CHANDRA, A.; LAKDAWALLA, D. et al. Outcomes of medical malpractice litigation against US physicians. *Arch Intern Med*, n. 172, p. 892-4, 2012; CHARLES, S. C.; PYSKOTY, C. E.; NELSON, A. Physicians

on trial – self-reported reactions to malpractice trials. *West J Med*, n. 148, p. 358-60, 1988.

3. MELLO, M. M.; CHANDRA, A.; GAWANDE, A. A. et al. National costs of the medical liability system. *Health Aff (Millwood)*, n. 29, p. 1569-77, 2010.

4. TOLARDO, D. M.; VERGARI, U.; TOLARDO, M. Medical malpractice, defensive medicine and role of the "media" in Italy. Multidiscipl Respir Med, v. 10, n. 1, p. 12, 2015.

5. AGENZIA NAZIONALE PER I SERVIZI SANITARI REGIONAL. Denunce sinistri in sanita': i risultati del primo report nazionale. Disponível em: <https://www.agenas.gov.it/denunce-sinistri-in-sanita-il-primo-report-nazionale/tag/OSSERVATORIO%20NAZIONALE%20SINISTRI>. Acesso em: 14 ago. 2019.

6. NAHED, B. V.; BABU, M. A.; SMITH, T. R. et al. Malpractice liability and defensive medicine: a national survey of neurosurgeons. *PLoS One*, n. 7, p. e39237, 2012.

7. *Unnecessary tests and procedures in the health care system*. What physicians say about the problem, the causes, and the solutions. Results from a National Survey of Physicians. Washington (DC): ABIM Foundation, 2014.

8. VERNERO, S.; GIUSTETTO, G. Esami inutili. Studio FNOMCeO - Slow Medicine. *Quotidiano Sanità*, 7 maio 2016.

9. STUDDERT, D. M.; MELLO, M. M.; SAGE, W. M. et al. Defensive medicine among high risk specialist physicians in a volatile malpractice environment. *JAMA*, n. 293, p. 2609-17, 2005.

10. CARRIER, E. R.; RESCHOVSKY, J. D.; MELLO, M. M. et al. Physicians' fears of malpractice lawsuits are not assuaged by tort reforms. *Health Aff (Millwood)*, n. 29, p. 1585-92, 2010.

11. KOHN, L. T.; CORRIGAN, J. M.; DONALDSON, M. S. *Err is human*. Building a safer health system. Washington (DC): National Academies Press, 2000.

12. Cass. Civ. 27.3.1941. *Rivista di Diritto Commerciale*, 1941, n. 304.

13. Cass. Civ, sez. III, n. 4040/2013; Cass. Civ., sez. IV, n. 8940/2014.

14. KROENKE, K. Diagnostic testing and the illusory reassurance of normal results: comment on "Reassurance after diagnostic testing with a low

pretest probability of serious disease". *JAMA Intern Med*, v. 173, n. 6, p. 416-7, 2013.

15. ARCHER, C.; LEVY, A. R.; MCGREGOR, M. Value of routine preoperative chest x-rays: a meta-analysis. *Can J Anaesth*, n. 40, p. 1022-7, 1993.

16. GILBERT, K.; LAROCQUE, B. T.; PATRICK, L. T. Prospective evaluation of cardiac risk indices for patients undergoing non cardiac surgery. *Ann Intern Med*, n. 133, p. 356-9, 2000; FLEISHER, L. A.; BECKMAN, J. A.; BROWN, K. A. et al. ACC/AHA 2007 Guidelines on Perioperative Cardiovascular Evaluation and Care for Noncardiac Surgery. Executive Summary. A report of the American College of Cardiology/ American Heart Association Task Force on Practice Guidelines (Writing Committee to revise the 2002 Guidelines on Perioperative Cardiovascular Evaluation for Noncardiac Surgery) developed in collaboration with the American Society of Echocardiography, American Society of Nuclear Cardiology, Heart Rhythm Society, Society of Cardiovascular Anesthesiologists, Society for Cardiovascular Angiography and Interventions, Society for Vascular Medicine and Biology, and Society for Vascular Surgery. *J Am Coll Cardiol*, n. 50, p. 1707-32, 2007; FLEISHER, L. A.; FLEISCHMANN, K. E.; AUERBACH, A. D. et al. 2014 ACC/AHA Guideline on perioperative cardiovascular evaluation and management of patients undergoing noncardiac surgery. A report of the American College of Cardiology/American Heart Association Task Force on Practice Guidelines. *JACC*, n. 22, p. e77-e137, 2014.

17. KAPLAN, E. B.; SHEINER, L. B.; BOECKMANN, A. J. et al. The usefulness of preoperative laboratory screening. *JAMA*, n. 253, p. 3576-81, 1985; SMETANA, G. W.; MACPHERSON, D. S. The case against routine preoperative laboratory testing. *Med Clin North Am*, n. 87, p. 7-40, 2003.

18. EASTAUGH, S. R. Reducing litigation costs through better patient communication. *Physician Exec*, n. 30, p. 36-8, 2004; CANNAVALE, A.; SANTONI, M.; MANCARELLA, P. et al. Malpractice in radiology: what should you worry about? *Radiol Res Pract*, v. 2013, 2013; COTTRILL, E.; BECKER, S. S.; DE LAURENTIS, D. Pearls and pitfalls: medico-legal considerations for sinus surgery. *Curr Opin Otolaryngol Head Neck Surg*, n. 22, p. 75-9, 2014.

19. VINCENT, C.; YOUNG, M.; PHILLIPS, A. Why do people sue doctors? A study of patients and relatives taking legal action. *Lancet*, n. 343, p. 1609-13, 1994.

20. HICKSON, G. B.; CLAYTON, E. W.; GITHENS, P. B. et al. Factors that prompted families to file medical malpractice claims following perinatal injuries. *JAMA*, n. 267, p. 1359-63, 1992.

21. VINCENT, C.; YOUNG, M.; PHILLIPS, A. Why do people sue doctors? A study of patients and relatives taking legal action. *Lancet*, n. 343, p. 1609-13, 1994.

22. VIRSHUP, B. B.; OPPENBERG, A. A.; COLEMAN, M. M. Strategic risk management: reducing malpractice claims through more effective patient-doctor communication. *Am J Med Qual*, n. 14, p. 153-9, 1999.

23. MAKOUL, G.; CURRY, R. H. The value of assessing and addressing communication skills. *JAMA*, n. 298, p. 1057-9, 2007; LEVINSON, W.; ROTER, D. L.; MULLOOLY, J. P. et al. Physician-patient communication: the relationship with malpractice claims among primary care physicians and surgeons. *JAMA*, n. 277, p. 553-9, 1997; STEWART, M.; BROWN, J. B.; BOON, H. et al. Evidence on patient-doctor communication. *Cancer Prev Control*, n. 3, p. 25-30, 1999.

24. SINGH, H.; GIARDINA, T. D.; MEYER, A. N. et al. Types and origins of diagnostic errors in primary care settings. *JAMA Intern Med*, n. 173, p. 418-25, 2013; COLE, S. A. Reducing malpractice risk through more effective communication. *Am J Manag Care*, n. 3, p. 649-53, 1997.

CAPÍTULO 7

1. KHAJURIA, A. Robotics and surgery: a sustainable relationship? *World J Clin Cases*, n. 3, p. 265-9, 2015; SODERGREN, M. H.; DARZI, A. Robotic cancer surgery. *Br J Surg*, n. 100, p. 3-4, 2013; LOTAN, Y. Economics of robotics in urology. *Curr Opin Urol*, n. 20, p. 92-7, 2010; AHMED, K.; IBRAHIM, A.; WAND, T. T. et al. Assessing the cost effectiveness of robotics in urological

surgery – a systematic review. *BJU Int*, n. 110, p. 1544-56, 2012; LOTAN, Y. Is robotic surgery cost effective: no. *Curr Opinion Urol*, n. 22, p. 66-9, 2012.

2. WILLIAMS, S. B.; PRADO, K.; HU, J. C. Economics of robotic surgery. Does it make sense and for whom? *Urol Clin North Am*, n. 31, p. 591-6, 2014.

3. ABBOUDI, H.; KHAN, M. S.; GURU, K. A. et al. Learning curves for urological procedures: a systematic review. *BJU Int*, n. 114, p. 617-29, 2014.

4. MIRHEYAR, H. S.; PARSONS, J. K. Diffusion of robotics into clinical practice in the United States: process, patient safety, learning curves, and the public health. *World J Urol*, n. 31, p. 455-61, 2013; SCHROECK, F. R.; KRUPSKI, T. L.; SUN, L. et al. Satisfaction and regret after open retro-pubic or robot-assisted laparoscopic radial prostatectomy. *Eur Urol*, n. 54, p. 785-93, 2008.

5. SANTORO, E.; PANSADORO, V. *La chirurgia robotica in Italia*. Indagine nazionale 2011. Roma: Fondazione San Camillo Forlanini, 2012.

6. FICARRA, V.; NOVARA, G.; ARTIBANI, W. et al. Retro-pubic, laparoscopic, and robot-assisted radical prostatectomy: a systematic review and cumulative analysis of comparative studies. *Eur Urol*, n. 55, p. 1037-63, 2009; MERSEBURGER, A. S.; HERRMANN, T. R. W.; SHARIAT, S. F. et al. EAU Guidelines on robotic and single-site surgery in urology. *Eur Urol*, n. 64, p. 277-91, 2013.

7. HU, J. C.; WANG, Q.; PASHOS, C. L. et al. Utilization and outcomes of minimally invasive radical prostatectomy. *J Clin Oncol*, n. 26, p. 2278-84, 2008.

8. YAXLEY, J. W.; COUGHLIN, G. D.; CHAMBERS, S. K. et al. Robot-assisted laparoscopic prostatectomy versus open radical retropubic prostatectomy: early outcomes from a randomized controlled phase 3 study. *Lancet*, n. 10049, p. 1057-66, 2016.

9. BARBASH, G. I.; GLIED, S. A. New technology and health care costs – The case of robot-assisted surgery. *N Engl J Med*, n. 363, p. 701-4, 2010.

10. FISHER, E. S.; WENNBERG, D. E.; STUKEL, T. A. et al. The implications of regional variations in Medicare spending. Part 2: Health outcomes and satisfaction with care. *Ann Intern Med*, n. 138, p. 288-98, 2003.

11. REDBERG, R. F. The appropriateness imperative. *Am Heart J*, n. 154, p. 201-2, 2007.

12. REINHARDT, U. E. Does the aging of the population really drive the demand for health care? *Health Aff (Millwood)*, n. 22, p. 27-39, 2003.

13. KWOK, A. C.; SEMEL, M. E.; LIPSITZ, S. R. et al. The intensity and variation of surgical care at the end of life: a retrospective cohort study. *Lancet*, n. 378, p. 1408-13, 2011; ZHANG, B.; WRIGHT, A. A.; HUSKAMP, H. A. et al. Health care costs in the last week of life: associations with end-of-life conversations. *Arch Intern Med*, v. 169, n. 5, p. 480-8, 2009.

14. BERWICK, D. M.; HACKBARTH, A. D. Eliminating waste in US health care. *JAMA*, n. 307, p. 1513-6, 2012.

15. Institute of Medicine, The Healthcare Imperative. *Lowering costs and improving outcomes*. Workshop Series Summary. Washington (DC): The National Academies Press, 2010.

16. HEATH, I. Overdiagnosis: when good intentions meet vested interests. *BMJ*, n. 347, p. f6361, 2013; MOYNIHAN, R.; DOUST, J.; HENRY, D. Preventing overdiagnosis: how to stop harming the healthy. *BMJ*, n. 344, p. e3502, 2012.

17. MCCAFFEREY, K. J.; JANSEN, J.; SCHERER, L. D. et al. Walking the tightrope: communicating overdiagnosis in modern healthcare. *BMJ*, n. 352, p. i348, 2016.

18. FUCHS, V. R.; SOX, H. C. Physicians' view of the relative importance of thirty medical innovations. *Health Aff (Millwood)*, n. 20, p. 30-42, 2001.

19. BODENHEIMER, T. High and rising health care costs. Part 2: technologic innovation. *Ann Intern Med*, n. 142, p. 932-7, 2005.

20. GUERMAZI, A.; IU, J.; HAYASHI, D. et al. Prevalence of abnormalities in knees detected by MRI in adults without knee osteoarthritis: population based observational study (Framingham Osteoarthritis Study). *BMJ*, n. 345, p. e5339, 2012; Englund, M.; GUERMAZI, A.; GALE, D. et al. Incidental meniscal findings on knee MRI in middle-aged and elderly persons. *N Engl J Med*, n. 359, p. 1108-15, 2008.

21. THORLUND, J. B.; JUHL, C. B.; ROOS, E. M. et al. Arthroscopic surgery for degenerative knee: systematic review and meta-analysis of benefits and harms. *BMJ*, n. 350, p. h2747, 2015; KHAN, M.; EVANIEW, N.; BEDI, A. et al.

Arthroscopic surgery for degenerative tears of the meniscus. A systematic review and meta-analysis. *CMAJ*, n. 186, p. 1057-64, 2014.

22. LEGORRETA, A. P.; SILBER, J. H.; COSTANTINO, G. N. et al. Increased cholecystectomy rate after the introduction of laparoscopic cholecystectomy. *JAMA*, n. 270, p. 1429-32, 1993.

23. ROULEAU, J. L.; MOYE, L. A.; PFEFFER, M. A. et al. A comparison of management patterns after acute myocardial infarction in Canada and the United States. *N Engl J Med*, n. 328, p. 779-84, 1993.

24. FISHER, E. S. Medical care – is more always better? *N Engl J Med*, n. 349, p. 1665-7, 2003.

25. MCGINNIS, J. M.; WILLIAMS-RUSSO, P.; KNICKMAN, J. R. The case for more active policy attention to health promotion. *Health Aff (Millwood)*, n. 21, p. 78-9, 2002; SHORTELL, M. S. Bridging the divide between health and health care. *JAMA*, n. 309, p. 1121-2, 2013.

26. MCGINNIS, J. M.; FOEGE, W. H. Actual causes of death in the United States. *JAMA*, n. 270, p. 2207-12, 1993.

27. MCKEOWN, T. *The role of medicine*. Dream, mirage, or nemesis? London: Nuffield Provincial Hospitals Trust, 1976.

28. BUNKER, J. P.; FRAZIER, H. S.; MOSTELLER, F. The role of medical care in determining health. Creating an inventory of benefits. In: AMICK, B. C. et al. (eds.). *Society and Health*. New York: Oxford University Press, 1995. p. 305-41.

29. SCHNEIDER, E. C.; LEAPE, L. L.; WEISSMAN, J. S. et al. Racial differences in cardiac revascularization rates: does "overuse" explain higher rates among white patients? *Ann Intern Med*, n. 135, p. 328-37, 2001.

30. CHAN, P. S.; PATEL, M. R.; KLEIN, L. W. et al. Appropriateness of percutaneous coronary intervention. *JAMA*, n. 306, p. 53-61, 2011.

31. KO, D. T.; WANG, Y.; ALTER, D. A. et al. Regional variation in cardiac catheterization appropriateness and baseline risk after acute myocardial infarction. *J Am Coll Cardiol*, n. 51, p. 716-23, 2008.

32. CHAN, P. S.; RAO, S. V.; BHATT, D. L. et al. Patient and hospital characteristics associated with inappropriate percutaneous coronary interventions. *J Am Coll Cardiol*, n. 62, p. 2274-81, 2013.

33. DEYO, R. A.; NACHAMSON, A.; MIRZA, S. K. Spinal-fusion surgery – the case for restraint. *N Engl J Med*, n. 350, p. 722-6, 2004.

34. CHANG, D. W.; SHAPIRO, M. F. Association between intensive care unit utilization during hospitalization and costs, use of invasive procedures, and mortality. *JAMA Intern Med*, v. 176, n. 10, p. 1492-9, 2016.

35. EMANUEL, E. J.; YOUNG-XU, Y.; LEVINSKY, N. G. et al. Chemotherapy use among Medicare beneficiaries at the end of life. *Ann Intern Med*, n. 138, p. 639-43, 2013.

36. PICANO, E. The risks of inappropriateness in cardiac imaging. *Int J Environ Res Public Health*, n. 6, p. 1649-64, 2009.

37. CRISTOFARO, M.; BUSI RIZI, E.; SCHININÀ, V. et al. Appropriateness: analysis of outpatient radiology requests. *Radiol Med*, n. 117, p. 322-32, 2012.

38. SLOVIS, T. L.; BERDON, W. E. Panel discussion. *Pediatr Radiol*, n. 32, p. 242-4, 2002.

39. LEHNERT, B. E.; BREE, R. L. Analysis of appropriateness of outpatient CT and MRI referred from primary care clinics at an academic medical center: how critical is the need for improved decision support? *J Am Coll Radiol*, n. 7, p. 192-7, 2010.

40. BODEN, S. D.; DAVIS, D. O.; DINA, T. S. et al. Abnormal magnetic-resonance scans of the lumbar spine in asymptomatic subjects. A prospective investigation. *J Bone Joint Surg Am*, n. 72, p. 403-8, 1990.

41. FLYNN, T. W.; SMITH, B.; CHOU, R. Appropriate use of diagnostic imaging in low back pain. A reminder that unnecessary imaging may do as much harm as good. *J Orthop Sports Phys Ther*, n. 41, p. 838-46, 2011.

42. KORENSTEIN, D.; FALK, R.; HOWEL, E. A. et al. Overuse of health care services in the United States. An understudied problem. *Arch Intern Med*, n. 172, p. 171-8, 2012.

43. REUBEN, D. B. Learning diagnostic restraint. *N Engl J Med*, n. 301, p. 591-3, 1983.

44. DIAMOND, G. A. Monkey business. *Am J Cardiol*, n. 57, p. 471-5, 1986.

45. PATEL, M. R.; DEHMER, G. J.; HIRSHFELD, J. W. et al. ACCF/SCAI/STS/AATS/AHA/ASNC 2009 Appropriateness Criteria for Coronary Revascularization: a report by the American College of Cardiology

Foundation Appropriateness Criteria Task Force, Society for Cardiovascular Angiography and Interventions, Society of Thoracic Surgeons, American Association for Thoracic Surgery, American Heart Association, and the American Society of Nuclear Cardiology Endorsed by the American Society of Echocardiography, the Heart Failure Society of America, and the Society of Cardiovascular Computed Tomography. *J Am Coll Cardiol*, n. 53, p. 530-53, 2009.

46. DESAI, N. R.; BRADLEY, S. M.; PARZYNSKI, C. S. et al. Appropriate use criteria for coronary revascularization and trends in utilization, patient selection, and appropriateness of percutaneous coronary intervention. *JAMA*, n. 314, p. 2045-53, 2015.

47. GALVAGNO, G.; CARIGNANO, G.; GERARDO, B. et al. La deprescrizione. *Dec Med*, n. 15, p. 67-76, 2015; SCOTT, I. A.; LA COUTEUR, D. G. Physicians need to take the lead in deprescribing. *Intern Med J*, n. 45, p. 352-6, 2015.

48. JYRKKA, J.; ENLUND, H.; KORHONEN, M. J. et al. Polypharmacy status as an indicator of mortality in elderly population. *Drug Aging*, n. 26, p. 1039-48, 2009; HAJJAR, E. R.; HENLON, J. T.; SLOANDE, R. J. et al. Unnecessary drug use in frail older people at hospital discharge. *J Am Ger Soc*, n. 53, p. 1518-23, 2005.

49. JOKANOVIC, N.; TAN, E. C.; DOOLEY, M. J. et al. Prevalence and factors associated with polypharmacy in long-term care facilities. A systematic review. *J Am Med Dir Assoc*, n. 16, p. 535.e1-12, 2015.

50. JANSEN, J.; NAGANATHAN, V.; CARTER, S. M. et al. Too much medicine in older people? Deprescribing through shared decision making. *BMJ*, n. 353, p. i2893, 2016.

51. REEVE, E.; TURNER, J. P. Patients' perspectives on the brave new word 'deprescribing'. *Int J Pharm Pract*, n. 23, p. 90-1, 2015.

52. GARFINKEL, D.; MANGIN, D. Feasibility study of a systematic approach for discontinuation of multiple medications in older adults. Addressing polypharmacy. *Arch Intern Med*, n. 170, p. 1648-54, 2010.

CAPÍTULO 8

1. MAY, C.; MONTORI, V. M.; MAIR, F. S. We need minimally disruptive medicine. *BMJ*, n. 339, p. b2803, 2009.

2. GARRONE, G. *Diverse-menti*. Associazione LunaNera, 2016. p. 81.

3. SAROSI, G. A. The tyranny of guidelines. *Ann Intern Med*, n. 163, p. 562-3, 2015.

4. MCCARTNEY, M.; TREADWELL, J.; MASKREY, N. et al. Making evidence based medicine work for individual patients. *BMJ*, n. 353, p. i2452, 2016.

5. GAVARUZZI, T.; LOTTO, L.; RUMIATI, R. et al. What makes a tumor diagnosis a call to action? On the preference for action versus inaction. *Med Decis Making*, n. 31, p. 237-44, 2011; ELWYN, G.; FROSCH, D.; THOMSON, R. et al. Shared decision making: a model for clinical practice. *J Gen Intern Med*, n. 27, p. 1361-7, 2012.

6. PAGLIARO, L.; BOBBIO, M. *Medicina basata sulle evidenze e centrata sul paziente*. Roma: Il Pensiero Scientifico, 2006.

7. O'NEILL, O. *A question of trust*. Cambridge: Newman College, 2002.

8. BERT, G.; GARDINI, A.; QUADRINO, S. *Slow medicine*. Perché una medicina sobria, rispettosa e giusta è possibile. Milano: Sperling & Kupfer, 2013.

9. DOMENIGHETTI, G.; VERNERO, S. Looking for waste and inappropriateness: if not now, when? *Intern Emerg Med*, n. 9, Suppl, p. S1-S7, 2014.

10. BERT, G. *Slow medicine...* *che cos'è?* Disponível em: <www.saluteinternazionale.in- fo/2012/06/slow-medicine-che-cose/>. Acesso em: 14 ago. 2019.

11. BONALDI, A.; VERNERO, S. Slow medicine: un nuovo paradigma in medicina. *Rec Prog Med*, n. 106, p. 85-91, 2015.

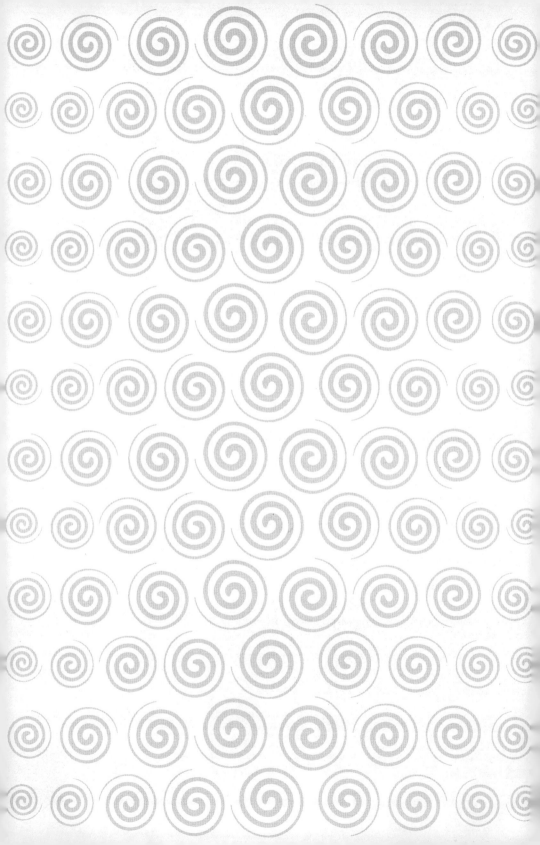